W0264144

Heidelberger Akademie der Wissenschaften
Supplement zu den Sitzungsberichten der
Mathematisch-naturwissenschaftlichen Klasse
Jahrgang 1991

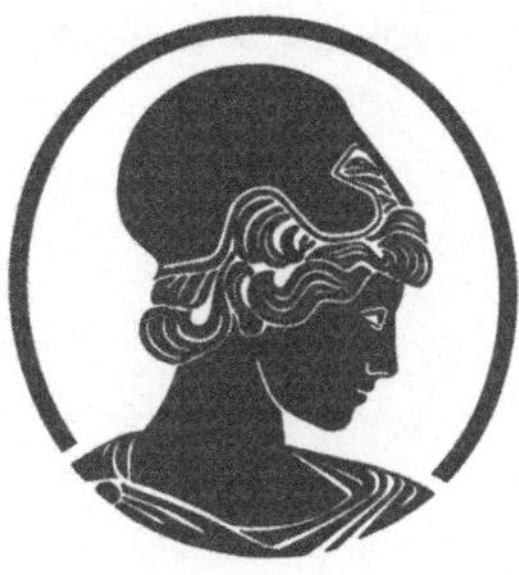

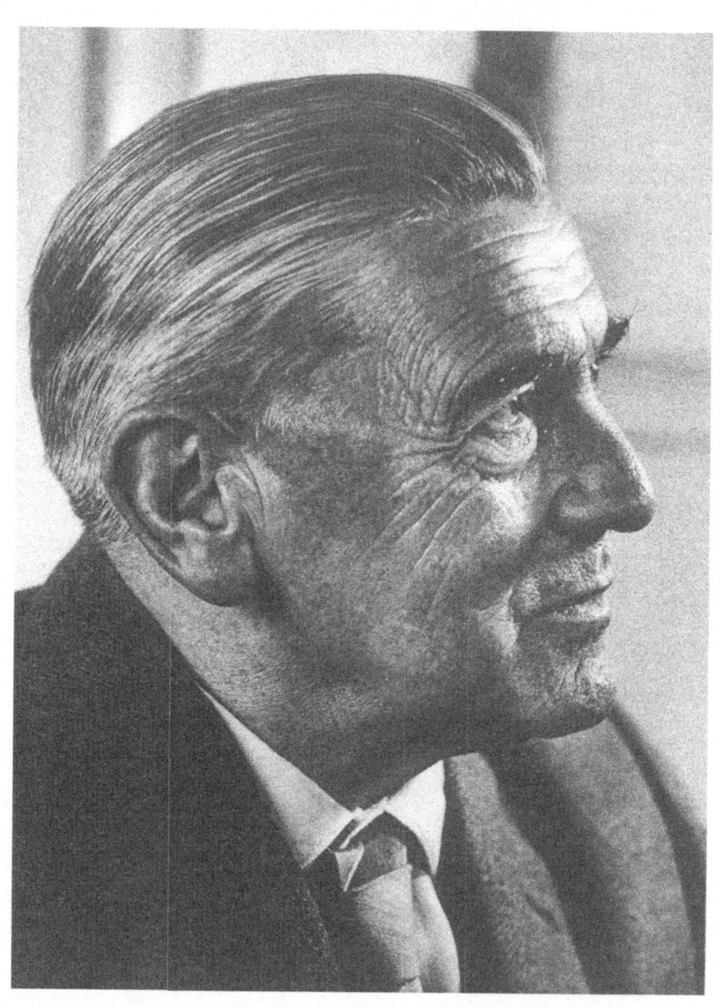

Fritz Linder (Hrsg.)

In memoriam
Karl Heinrich Bauer

Feier aus Anlaß des 100. Geburtstages
26. September 1990

Mit 13 Abbildungen

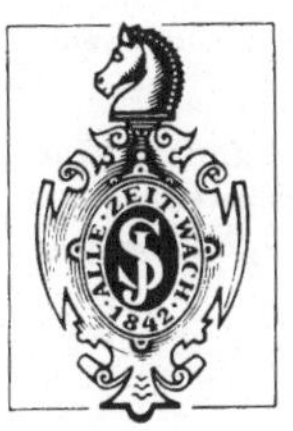

Springer-Verlag
Berlin Heidelberg New York
London Paris Tokyo
Hong Kong Barcelona
Budapest

Prof. Dr. Dr. h. c. mult. Fritz Linder
em. o. Professor der Chirurgie
der Universität Heidelberg
Waldweg 25, W-6900 Heidelberg 1

ISBN-13:978-3-642-84561-1

Die Deutsche Bibliothek – CIP-Einheitsaufnahme
In memoriam Karl Heinrich Bauer: Feier aus Anlaß des 100. Geburtstages 26. September 1990/
Fritz Linder (Hrsg.) – Berlin; Heidelberg; New York; London; Paris; Tokyo; Hong Kong;
Barcelona; Budapest: Springer, 1991
(Supplement zu den Sitzungsberichten der Mathematisch-Naturwissenschaftlichen Klasse/Heidelberger Akademie der Wissenschaften; Jg. 1991)
ISBN-13:978-3-642-84561-1   e-ISBN-13:978-3-642-84560-4
DOI: 10.1007/978-3-642-84560-4

NE: Linder, Fritz [Hrsg.]; Heidelberger Akademie der Wissenschaften/Mathematisch-Naturwissenschaftliche Klasse: Sitzungsberichte der Mathematisch-Naturwissenschaftlichen Klasse,
Heidelberger Akademie der Wissenschaften/Supplement

Satz: K+V Fotosatz GmbH, Beerfelden

25/3140-543210 – Gedruckt auf säurefreiem Papier

Vorwort

Am 26. September 1990 wäre der Große Arzt und Wissenschaftler Karl Heinrich Bauer hundert Jahre alt geworden. Aus diesem Anlaß fand in dem neu errichteten Auditorium des von Bauer initiierten „Deutschen Krebsforschungszentrums" ein wissenschaftliches Symposium statt. An diesem beteiligten sich die Universität Heidelberg, Bauers frühere Chirurgische Klinik, die Deutsche Gesellschaft für Chirurgie und der von Bauer ins Leben gerufene „Verein für die Förderung der Krebsforschung in Deutschland e. V.".

Die Veranstaltung erfolgte in Stufen:

Akademische Grußworte, eingeleitet durch den Rektor der Universität Heidelberg, Magnifizenz Prof. Volker Sellin,
Vorträge zur Charakterisierung des Verstorbenen als Lehrer, Forscher und Arzt,
die Verleihung des K. H. Bauer-Gedächtnispreises an zwei verdiente jugendliche Forscher durch den Präsidenten des „Vereins", Prof. Dr. Dr. Bernhard Timm, schließlich durch
Festvorträge zur aktuellen Tumorchirurgie und zum Stand der Mutationstheorie Bauers im Lichte moderner Genpathologie.

Aus der Summe dessen, was vorgetragen, nicht ohne Kritik präsentiert, aber auch nachvollzogen wurde, ging erneut hervor, eine welch außerordentliche Begabung Bauer auszeichnete. Selten finden sich die Kardinaltugenden eines Gelehrten — Originalität, Einfallsreichtum, konsequente Verfolgung einmal als richtig erkannter Ziele, unermüdlicher Fleiß — in so vollständiger Differenzierung entwickelt wie bei diesem ungewöhnlichen Menschen, dessen Persönlichkeit Generationen von Ärzten und Krebsforschern richtunggebend beeinflußte.

Die hiermit der Öffentlichkeit vorgelegte Zusammenstellung findet ihren Abschluß durch eine „K. H. Bauer-Gedächtnisvorlesung", die der derzeitige Stiftungsbevollmächtigte des DKFZ, Prof. Harald zur Hausen, am 8. Dez. 1990 am gleichen Ort gehalten hatte.

Heidelberg, im April 1991

Im Auftrag
Fritz Linder

Inhaltsverzeichnis

Ausblicke

Grußworte

Professor Volker Sellin, Rektor der Universität Heidelberg

Meine Damen und Herren,

Gedächtnisfeiern sind ein Stück des akademischen Lebens. Zugleich gehört es zu den spezifischen Verhaltensweisen von Wissenschaftlern, den Sinn und die Rechtfertigung solcher Feiern immer wieder in Frage zu stellen.

Gerade in Deutschland herrscht aufgrund der Traditionsbrüche und der moralischen Krisen dieses Jahrhunderts eine besondere Sensibilität für die Fragwürdigkeit von Maßstäben, an deren Geltung noch die Generation unserer Eltern nicht zweifelte.

Auch Karl Heinrich Bauer hat im Laufe seines Lebens Vorstellungen vertreten, die wir heute als zeitbedingt und fragwürdig erkennen. Zwei Publikationen Bauers aus den dreißiger Jahren sind wiederholt und auch in jüngster Zeit in diesem Sinne in der Presse diskutiert worden. Schon deshalb muß ich an dieser Stelle auf die Zusammenhänge eingehen.

Bauer hat sich in den zwanziger Jahren Grundgedanken der eugenischen Bewegung zu eigen gemacht — eine in vielen Ländern anzutreffende, auf erbbiologischen und sozialdarwinistischen Prämissen fußende Strömung, die angesichts der Fortschritte der Medizin und des Sozialstaats für die Zukunft der Menschheitsentwicklung einen Prozeß der negativen Auslese befürchtete. 1926 veröffentlichte Bauer ein Buch über „Rassenhygiene". „Rassenhygiene" bedeutet so viel wie Eugenik, ist also nicht mit Rassismus zu verwechseln.

Die Kaiser-Wilhelm-Gesellschaft (die Vorgängerin der Max-Planck-Gesellschaft) gründete im Jahre 1927 ein Institut für Anthropologie, menschliche Erblehre und Eugenik. Die Abteilung für Eugenik leitete der Jesuit Hermann Muckermann. Er wurde 1933 entlassen und mußte später emigrieren. Dem Kuratorium des Instituts gehörten u. a. der Theologe Adolf von Harnack und der Sozialdemokrat und ehemalige Finanzminister Rudolf Hilferding an.

Daran zeigt sich, daß die Eugenik (oder Rassenhygiene) damals als eine Wissenschaft angesehen wurde und daß das Interesse für ihre Fragestellungen mit ganz verschiedenen politischen Überzeugungen vereinbar war.

Wie viele andere Ideen und Traditionen, so hat der Nationalsozialismus auch den eugenischen Gedanken in sein Programm aufgenommen, zugleich aber radikalisiert und schließlich pervertiert.

Das Gesetz zur Verhütung erbkranken Nachwuchses von 1933, das von rassenhygienischen Zielvorstellungen bestimmt war, hat Bauer 1934 und noch einmal 1936 in seinen Auswirkungen auf die chirurgische Praxis erläutert. Bauer hat an einzelnen Bestimmungen dieses Gesetzes Kritik geübt; im übrigen hat er es jedoch in den Zusammenhang der Vorstellungen eingeordnet, die er selber in den zwanziger Jahren vorgetragen hatte, auch wenn es mit der Ermöglichung von zwangsweisen Sterilisationen aufgrund von Anordnungen sogenannter Erbgesundheitsgerichte weit darüber hinaus ging.

Wenn wir uns heute am 100. Geburtstag Bauers zu seinem Gedächtnis versammeln, so halten wir uns an diejenigen seiner Leistungen, die bleibende Bedeutung erlangt haben. Wir heben hervor, was dieser Mann für die Chirurgie, für die Krebsforschung und für die Universität Heidelberg getan hat.

Eine solche unterscheidende Vergegenwärtigung dessen, was wir bei einem Menschen rückblickend als wertvoll und weiterwirkend anerkennen, ist legitim und natürlich. Jedes lebendige Andenken ist selektiv.

Das heißt nicht, daß die weniger überzeugenden Seiten in einer Biographie verschwiegen werden sollen. Wir rücken sie nur deshalb nicht in den Mittelpunkt, weil sie uns bei der Bewältigung unserer Zukunftsaufgaben nicht helfen können.

Wem eine solche unterscheidende Erinnerung des dauerhaft Wertvollen nicht möglich erscheint, der muß auf Gedenkfeiern und auch auf alle anderen Formen des Gedächtnisses verzichten. Er muß aber wissen, daß er damit nur dem Vergessen Vorschub leistet.

Am Vergessen sind wir im Falle Karl Heinrich Bauers jedoch schon dadurch gehindert, daß wir in vieler Hinsicht noch unmittelbar auf dem Boden stehen, den er gelegt hat. So gesehen ist dieses Symposium zu seinem Gedächtnis nichts anderes als ein Ausdruck der Anerkennung einer ungewöhnlichen Leistung, die vielfältig fortwirkt. Diese Anerkennung heute verweigern zu wollen, wäre gedankenlos und ungerecht.

Die Bedeutung Bauers als Forscher und Lehrer der Chirurgie wird im Laufe der Veranstaltung dargestellt werden.

Daß eine seiner großen und fruchtbaren Werke die Gründung des Deutschen Krebsforschungszentrums gewesen ist, wird schon durch den Ort dieser Veranstaltung veranschaulicht. Ich brauche nicht eigens hervorzuheben, daß die Erforschung und Bekämpfung des Krebses nicht nur eine Herausforderung für die Wissenschaft, sondern auch ein zutiefst menschliches Anliegen darstellt.

Als Rektor der Universität möchte ich darüber hinaus zwei Gesichtspunkte hervorheben.

Das von Bauer ins Leben gerufene DKFZ ist nicht nur ein weltweit anerkanntes Institut zur Erforschung aller Formen des Krebses geworden, sondern zugleich auf vielen Gebieten der biowissenschaftlichen und medizinischen Forschung ein enger Partner der Universität Heidelberg. Bauer hat mit der Gründung des DKFZ der Universität, dessen medizinischer Fakultät er angehörte, nicht zuletzt dadurch gedient, daß er ihre wissenschaftliche Attraktivität und ihren Wirkungsgrad — angesichts der gegebenen Möglichkeiten zur Zusammenarbeit — in diesen Bereichen erheblich gesteigert hat.

Schließlich sei daran erinnert, daß es in der Geschichte der Universität als besonderer Glücksfall zu werten ist, daß nach dem Zusammenbruch des Hitlerreichs ein Unbelasteter von der Tatkraft Bauers bereit stand, um die Universität zunächst als Miglied des sogenannten Dreizehnerausschusses, dann als erster frei gewählter Rektor nach dem Krieg zu leiten.

Wenn ich an dieser Stelle die Grüße der Universität überbringe, so verbinde ich sie mit dem Wunsch, daß die Leistungen Bauers und sein Beitrag zur Entwicklung der Wissenschaft noch lange in lebendiger Erinnerung bewahrt werden mögen.

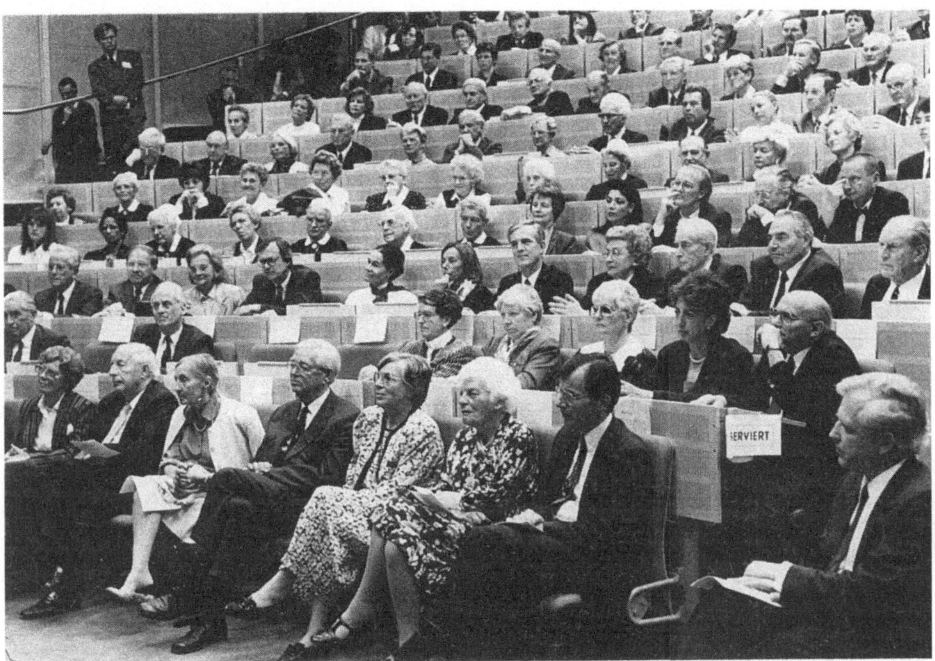

Blick in das Auditorium während der Vorträge

Professor Harald zur Hausen, Vorsitzender des Vorstandes des Deutschen Krebsforschungszentrums

Magnifizenz,
verehrte Festversammlung,

der einhundertste Geburtstag von Karl Heinrich Bauer, des Begründers des Deutschen Krebsforschungszentrums, ist ein besonderer Anlaß, der Persönlichkeit und dem Wirken Bauers ein Symposium zu widmen und seine Bedeutung für die Krebsforschung in Deutschland zu betrachten.

Karl Heinrich Bauer hatte — wie wohl niemand neben ihm in der deutschen Nachkriegsgeschichte — die Zerrissenheit und Inkohärenz der Krebsforschung in unserem Lande erfaßt, dabei zügig die Initiative ergriffen und durch die Gründung des Deutschen Krebsforschungszentrums tiefgreifenden Einfluß auf die weitere Entwicklung genommen.

Wenn in den folgenden Festreden seine Leistungen als Chirurg und Wissenschaftler und insbesondere als Krebsforscher gewürdigt werden, dann zeigt dies die Vielfalt und Gestaltungskraft eines Mannes, dem wir gerade in Heidelberg besonders viel zu verdanken haben. Man würde seinem Lebenswerk sicherlich nicht gerecht werden, würde man verschweigen, daß er auch nicht frei von Irrtum war: Bestimmte Äußerungen von seiner Seite zu eugenischen Fragen in den frühen dreißiger Jahren können wir heute nicht mittragen. Sie reflektieren, daß auch diese bedeutsame Persönlichkeit sich in einer Phase nicht ganz von gängigen Zeitvorstellungen lösen konnte.

Doch unbeschadet davon dokumentieren sein Lebensweg, das herausragende Wirken für die Chirurgie — für uns in diesem Zeitraum insbesondere für die Krebsforschung — Leistungs- und Durchsetzungsvermögen, wie diese wohl nur selten in einer Person vereint sind, wobei der Erfolg auch nicht versagt blieb.

Ich freue mich daher sehr, Sie heute im Namen des Deutschen Krebsforschungszentrums sehr herzlich willkommen heißen zu dürfen, eines Zentrums, das seines Gründers sehr gern gedenkt und ihm auf Dauer verbunden bleibt.

Professor Christian Herfarth,
Dekan der Medizinischen Fakultät I
der Universität Heidelberg

K. H. Bauer – Werk und Wirkung – ein rationaler Zugang

Der Dekan einer klinischen Fakultät preist sich glücklich, wenn er auf hochquali-
fizierte Wissenschaftler seiner Fakultät in Vergangenheit und Gegenwart hinwei-
sen kann. K. H. Bauer wird an dieser Stelle anläßlich seines 100. Geburtstages
geehrt. Die quantitative Analyse seines Werkes zeigt, welche profunde Wirkungen
er nicht nur zu seinen Lebzeiten, sondern auch für die Nachwelt hatte. Wesentliche Gedanken entspringen seinem Verstande. Dabei zeigte sich K. H. Bauer als ein
Mann mit einer ungewöhnlich hohen Produktivität sowie einer bemerkenswerten
Langzeitwirkung. Manche seiner Arbeiten zählen zu den intellektuellen Wurzeln
moderner Forschungen. Sein Werk überzeugt bei der nüchternen, rationalen, lite-
raturwissenschaftlichen Analyse, die ich jetzt als Dekan und eben auch Chirurg
gezielt wähle.

1. Produktivität

Während seines wissenschaftlich fruchtbaren Zeitraums von 1919 bis 1979 publiziert K. H. Bauer 295 Beiträge. Die einfache Übersicht zeigt die Verteilung der Ver-
öffentlichungen K. H. Bauers in Fünfjahresperioden (Abb. 1). Im Schnitt veröffentlicht K. H. Bauer 4,9 Beiträge im Jahr. Die wissenschaftlich produktivste Phase fällt zwischen 1950 und 1970 mit insgesamt 156 Publikationen oder 7,8 Veröf-
fentlichungen pro Jahr. Mit seiner Berufung nach Breslau Anfang der 30er Jahre
hatte K. H. Bauer bereits über 40 Originalarbeiten verfaßt. Mit dieser Leistung
qualifiziert er sich auch im heutigen wissenschaftlichen Klima für höchste wissenschaftliche Ansprüche. Von besonderem Interesse für die Nachwelt ist die dabei
behandelte Thematik.

2. Thematik

K. H. Bauers Werk berührt nahezu jeden Aspekt der Chirurgie und neuentstande-
ner eigenständiger Gebiete wie der Urologie, Anästhesiologie, Transplantations-
chirurgie etc. Die Mehrzahl der Arbeiten beschäftigt sich mit der Krebsforschung,
hier insbesondere mit der chemischen Cancerogenese und der Mutationstheorie.
Die faszinierend zu lesenden Allgemeinabhandlungen beziehen sich vor allem
auch auf seine Tätigkeit als Rektor dieser Universität. Wird K. H. Bauers Werk
von den Fachkollegen aufgenommen und geschätzt?

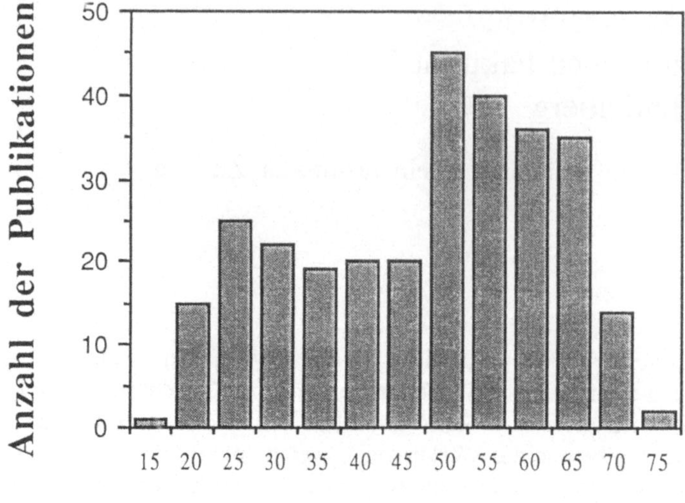

Abb. 1. Anzahl der Publikationen K. H. Bauers in 5-Jahresperioden zwischen 1912 und 1977

3. Aufnahme in der Weltliteratur

Das moderne Instrumentarium zur Beurteilung der Akzeptanz seines Werkes ist die Zahl der in den wesentlichsten Publikationsorganen zwischen 1945 und 1989 aufgefundenen Zitate. Die Wirkung des Werkes von K. H. Bauer wurde anhand der in der Weltliteratur von 1945 bis 1989 aufgefundenen Zitate beurteilt. Die Anzahl der Zitate pro Fünfjahresperiode ist in Abbildung 2 dargestellt. Insgesamt wurde K. H. Bauer in diesem Zeitraum 1406mal oder 31mal pro Jahr zitiert. Der Höhepunkt der Zitate liegt zwischen 1965 und 1975 mit 512 Zitaten in 10 Jahren. In der jüngsten Zeit ist die Wirkung Prof. K. H. Bauers immer noch deutlich mit

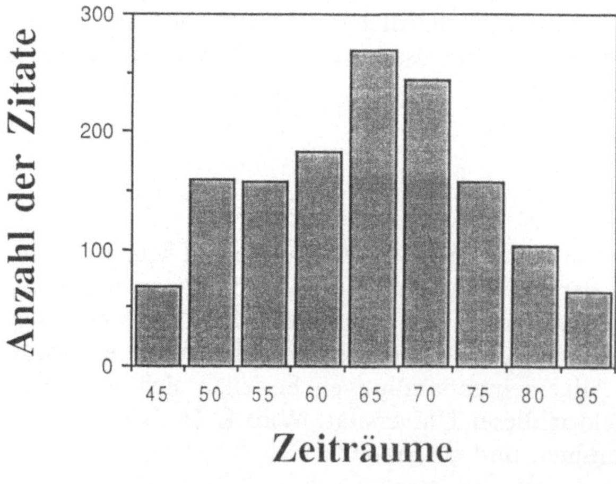

Abb. 2. Anzahl der in den wesentlichsten Publikationsorganen zwischen 1945 und 1989 aufgefundenen Zitate von K. H. Bauers Werken

ca. 12 Zitaten pro Jahr. Somit wurde und wird in hohem Maße auf K. H. Bauers Arbeiten Bezug genommen.

Man muß aber auch nach der langfristigen Wirkung fragen. In der wissenschaftlich schnellebigen Welt nimmt nach anfänglich hoher Zitatehäufigkeit ihre Frequenz in der Regel rasch ab.

4. Langzeitwirkung

Als Maß für die Langzeitwirkung des Werkes von K. H. Bauer wird die Zitatehäufigkeit im Zeitraum 1975 – 1990, d. i. im Zeitraum scheinbar abnehmender Bedeutung, verwendet. Dabei werden häufig zitierte Arbeiten gesondert, sonstige Arbeiten nach Themenkreisen zusammengefaßt behandelt. Thorotrast-Zitate werden wegen des exemplarischen und bahnbrechenden Charakters der damaligen Arbeit separat erfaßt. Das Ergebnis der Analyse ist in Abbildung 3 dargestellt. Es zeigt sich eindeutig, daß „Das Krebsproblem" als summarische und „Die Mutationstheorie" als theoretisch-analytische Abhandlung eine in ihren Auswirkungen kaum abschätzbare und für die Entwicklung der Krebsforschung bedeutende Arbeit darstellen, die in modernsten Entwicklungen weitergeführt wird. Die zahlreichen Arbeiten zu klinischen Fragestellungen werden weiterhin breit zitiert und weisen auf die fortdauernde Bedeutung der klinischen Beiträge von K. H. Bauer hin. Demgegenüber treten die Arbeiten zur Erbbiologie des Menschen in ihrer Wichtigkeit zurück. Die geringe Zitatehäufigkeit der Thorotrast-Arbeiten zeigt, daß diese Thematik weitgehend aufgearbeitet ist. Bauers Arbeiten zur Transplantation werden nicht mehr zitiert. Dieses Feld ist offenkundig über die frühen Pioniere hinweggeschritten und hat sich in den letzten 15 Jahren eigenständig weiterentwickelt.

Neben Langzeitwirkung ist aber auch die Breiten- und Tiefenwirkung bei der kritischen Würdigung eines wissenschaftlichen Werkes von Interesse. Dies wird anhand der oben als herausragend identifizierten Arbeiten

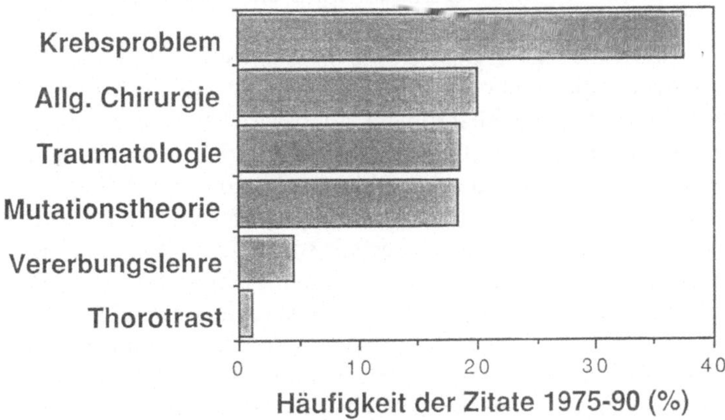

Abb. 3. Häufigkeit der Zitate thematisch wesentlicher Arbeiten K. H. Bauers zwischen 1975 und 1990, d. i. im Zeitraum scheinbar abnehmender Bedeutung

- Mutationstheorie der Geschwulst-Entstehung, Übergang von Körperzellen in Geschwulst-Zellen durch Gen-Änderung, erschienen im Springer-Verlag 1928 und
- Das Krebsproblem. Einführung in die allgemeine Geschwulstlehre für Studierende, Ärzte und Naturwissenschaftler, ebenfalls Springer-Verlag 1949 und 1963

durchgeführt.

5. Breiten- und Tiefenwirkung

Die „Mutationstheorie" wird zwischen 1974 und 1990, d. i. 44–62 Jahre nach dem Erscheinen, insgesamt 46mal zitiert. Dabei entfallen auf Originalarbeiten 19 Zitate, wohingegen die Arbeit in Übersichtsartikeln 27 berücksichtigt wird. Die Themen der Arbeiten, die K. H. Bauers Arbeiten in die Literaturliste aufnehmen, befassen sich nahezu ausschließlich mit der Carcinogenese aufgrund genetischer Veränderungen. Zwischen 1983 und 1990 wird die „Mutationstheorie" 15mal in den Literaturangaben berücksichtigt. Diese 15 Arbeiten werden allein in dem kurzen Zeitraum von 1985 bis 1990 wieder 102mal zitiert. Die Themen dieser, die zitierenden Arbeiten wiederum zitierenden Arbeiten bedecken ein weites Feld der angewandten Naturwissenschaften. Die „Mutationstheorie" ist somit als eine der intellektuellen Wurzeln der heute hochaktuellen Krebsgen-Forschung freigelegt. Über 50 Jahre nach dem ersten Erscheinen ist weiter eine Multiplikator-Wirkung zu beobachten.

Das gleiche läßt sich an dem „Krebsproblem" demonstrieren. Das „Krebsproblem" wird zwischen 1974 und 1990 78mal zitiert. Die Themenpalette der zitierenden Arbeiten ist breit gefächert. Sie schließt Arbeiten aus der Grundlagen-Forschung zur Krebsproblematik (21 Arbeiten) ebenso ein wie klinische Fragestellungen (57 Arbeiten). Das Überwiegen der klinischen Abhandlungen belegt sowohl die unvermindert hohe praktische Relevanz des „Krebsproblems" als auch die Meisterschaft Prof. K. H. Bauers, klinisch wichtige Sachverhalte aus der Grundlagenforschung zu erschließen.

Zur abschließenden Beurteilung müssen wir uns nun fragen: Wie gut ist denn nun eine Arbeit, die 5mal oder 10mal oder 50mal, wie die Mutationstheorie oder beinahe 400mal wie das Krebsproblem zitiert wird? Was sagen uns diese nackten Zahlen?

Bei der Beurteilung stützten wir uns auf eine Auswertung des Institutes für wissenschaftliche Information in Philadelphia, das von 1945 bis 1990 sämtliche Originalarbeiten in 6000 medizinischen Fachzeitschriften ausgewertet hat. Die literaturwissenschaftliche Auswertung erfaßt somit über 99 Prozent der in diesem Zeitraum veröffentlichten Arbeiten und kann den Anspruch auf Vollständigkeit erheben.

Von 30 Millionen Originalarbeiten werden − bei 175 Millionen Zitaten − zwischen 1945 und 1990 ein Drittel der Arbeiten nur einmal zitiert (Abb. 4). Mit anderen Worten: Niemand, der selbst publiziert, empfindet diese Arbeiten als einen wesentlichen Baustein für die eigene wissenschaftliche Neugier. Im Gegensatz dazu werden nur 5 Prozent der Arbeiten 50mal (K. H. Bauers Mutationstheorie) und nur einsame ein Prozent (Bauers Krebsproblem) häufiger als 100mal zitiert.

Originalarbeiten mit bestimmten

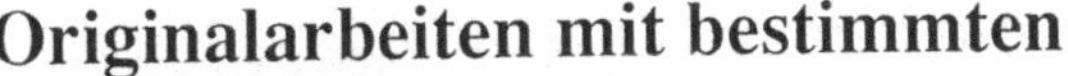

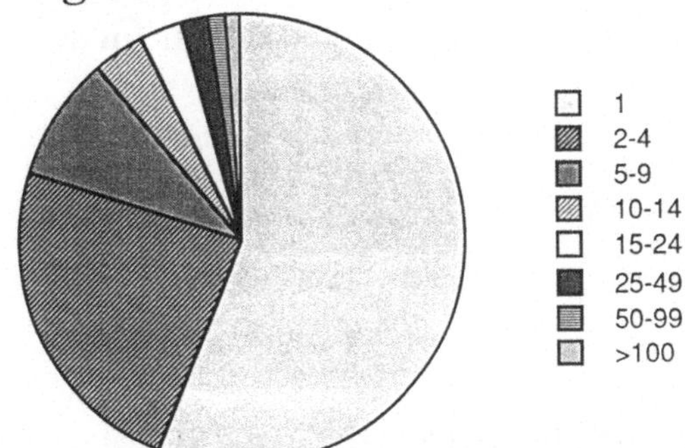

Zitatehäufigkeiten in der Weltliteratur

Abb. 4. Anteil der Originalarbeiten mit bestimmten Zitatehäufigkeiten an der Weltliteratur zwischen 1945 und 1990

Zitate verschiedensprachiger Originalarbeiten

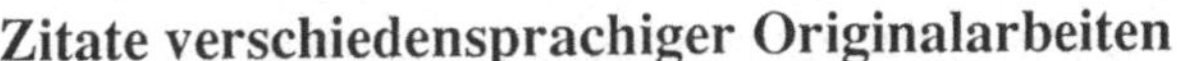

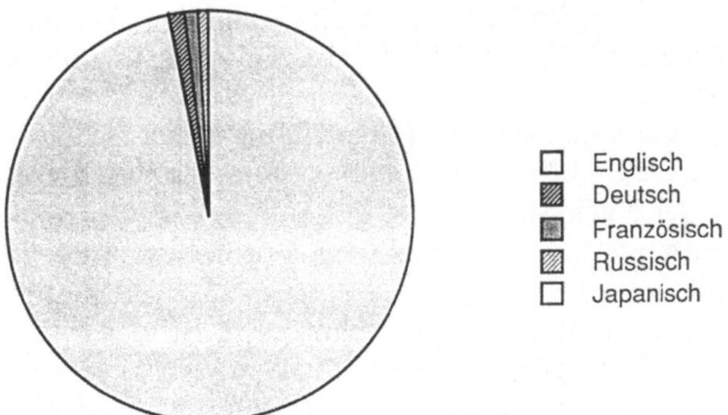

Abb. 5. Häufigkeit der Zitate von Originalarbeiten im Jahre 1984, die in bestimmten Sprachen publiziert wurden

in 'Core'- Journals (1984)

K. H. Bauers Leistung ist um so erstaunlicher, wenn man bedenkt, welche Sprachbarriere diese Arbeiten – in Deutsch publiziert – zu überwinden hatten. Die Analyse der Verteilung der Publikationssprachen der 1984 in international renommierten Zeitschriften publizierten Arbeiten zeigt, daß nur 5 Prozent in Deutsch veröffentlicht werden.

Die 1984 in renommierten Zeitschriften zitierten Arbeiten, aufgegliedert nach der Sprache, in der sie veröffentlicht sind, werden in Abbildung 5 dargestellt. Nur ein Prozent aller zitierten Arbeiten ist in Deutsch geschrieben. K. H. Bauer hingegen wird mit den beiden herausragenden und bislang näher untersuchten Arbeiten mehr als 50mal in Englisch zitiert und zählt somit zur kleinen Gruppe von 5 Prozent international bedeutender Autoren.

K. H. Bauers Werk zeigt damit eine wesentliche Wirkung über die Zeit. Unsere medizinischen Fakultäten sind äußerst stolz, K. H. Bauer zu sich rechnen zu dürfen.

Professor Edgar Ungeheuer,
Generalsekretär der Deutschen Gesellschaft für Chirurgie

Karl Heinrich Bauer hatte auf der 75. Tagung der Deutschen Gesellschaft für Chirurgie 1958 zur Einleitung seiner Eröffnungs-Ansprache folgendes ausgeführt:

„Ein Jubiläum ist noch kein Grund zum Jubilieren, Grund genug jedoch zur Selbstbesinnung, zu Rückschau und Ausschau".

Der 100. Geburtstag von Karl Heinrich Bauer ist für die deutschen Chirurgen und für ihre wissenschaftliche Gesellschaft Anlaß genug, sich in Dankbarkeit und Freude an den großen Meister unseres Faches zurückzubesinnen. Der Tag ist für unsere Gesellschaft aber auch Grund zum Jubilieren, hatte sie doch eine so herausragende Persönlichkeit jahrzehntelang in ihren Reihen erfolgreich wirken gesehen.

Eine Kapazität, wie Bauer sie darstellte, in ihren Reihen zu haben, die zweimal den Deutschen Chirurgenkongreß in der Nachkriegszeit ausrichtete, leitete — was in der Nachkriegsepoche bisher einmalig war — und entscheidend dazu beitrug, der deutschen Chirurgie wieder zu hohem Ansehen zu verhelfen, ist ein Glücksfall.

Sein Verdienst war es, schon 1948 bei der Mittelrheinischen Chirurgentagung in Freiburg, zusammen mit noch einigen anderen führenden Chirurgen darauf gedrängt zu haben, daß der erste Deutsche Chirurgenkongreß nach dem Kriege in Frankfurt 1949 stattfinden konnte.

Noch steht vielen Chirurgen, aber besonders meiner Generation sein Bild lebendig vor Augen, das Bild des hochbegabten, kraftvollen, lebhaften, begeisterungsfähigen, mitreißenden Mannes, des raschen Geistes und des konsequenten Forschers. Aber auch andere bedeutsame Eigenschaften, wie die des umsichtigen Planers und des energischen Organisators sind noch zu nennen.

Eigenschaften, die ihn schon frühzeitig, gerade für die Aufgaben in der wissenschaftlichen Fachgesellschaft, aber auch für jene in der Klinik prädestinierten. So war Karl Heinrich Bauer in den schwierigen Jahren des Wiederaufbaues wie kaum ein anderer geeignet, ein Amt in der schwergeprüften Chirurgengemeinschaft zu übernehmen, das sowohl die Vertretung nach außen, als auch eine Vielzahl administrativer, steuernder und in jener Zeit besonders gestaltender Tätigkeiten mit sich brachte.

Er sah seine Wahl in das Präsidium, auch zum Präsidenten, oder sein Ansehen als Repräsentant der Chirurgen quasi als Dienstauftrag an, und er scheute sich nicht vor diesem vielgestaltigen Auftrag. Er wußte wohl, Dienst in der Gemeinschaft fordert Einsatz und nicht selten auch Opfer.

Die vielen Aufgaben und Ämter in der Chirurgie übernahm er aber auch in der festen Überzeugung, daß er nicht alleingelassen würde. Er hatte gerade Anspruch darauf, getragen und wohl auch *ertragen* zu werden. Die damalige Chirurgengeneration hatte ihn zur Führung schwieriger Ämter bestimmt, und damit erwarb er sich die Möglichkeiten, auch Ansprüche an sie zu stellen.

Natürlich war ihm der notwendige Freiraum für die Gestaltung seiner Vorstellungen nicht immer ohne verbale und literarische Auseinandersetzungen überlassen worden. Aber er konnte in der damaligen schwierigen Aufbauzeit nicht nur die Loyalität der Chirurgengesellschaft, sondern darüber hinaus auch weite Kreise der Universität, der Politik und des Staates einfordern.

Meine Damen und Herren, wir wissen, daß es zu allen Zeiten Gestalten gegeben hat, die als Rufer des Geistes und als prägende Vorbilder gewirkt haben, – zu diesen gehörte Bauer. Oft verwehen aber ihre Spuren, werden solche Taten wieder vergessen, was aber *er* für die Deutsche Chirurgie und darüber hinaus für die deutsche Medizin geleistet hat, kann und sollte nicht vergessen werden. Wir wollen mit der heutigen Feier auch dazu beitragen und dafür sorgen, daß seine Leistungen in Erinnerung bleiben und den künftigen Generationen überliefert werden.

Professor Bauer, 1921 in die Deutsche Gesellschaft für Chirurgie eingetreten, wurde vom Präsidium zum Präsidenten für den dritten Nachkriegskongreß 1952 vorgeschlagen und von der Mitgliederversammlung gewählt.

In seiner Eröffnungsansprache auf dem damaligen Kongreß hatte er die Devise ausgegeben, daß Spezialisierung nötig sei für die Wissenschaft, jedoch nicht für die tägliche Praxis. Würde er und könnte er dies auch heute noch so formulieren?

Es sind 40 Jahre vergangen und in der Zwischenzeit hat sich die Wissenschaft extrem weiterspezialisiert und folgerichtig auch die praktische Medizin. Aber der Arzt Karl Heinrich Bauer hat schon damals erkannt und daran hat sich bis heute für viele von uns nichts geändert, daß die extreme Spezialisierung für die Praxis und damit für den Patienten auch Nachteile mit sich bringen muß. Sein Plädoyer für die Einheit seiner heißgeliebten Chirurgie gipfelte in der Forderung, jede bestehende chirurgische Klinik zu einem „förderalistischen" System aller chirurgischen Spezialfächer auszubauen, den kleineren Abteilungen aber größere Selbständigkeit einzuräumen, jedoch alle Abteilungen zusammenzuhalten, durch das *„eiserne Band* der sogenannten Allgemeinchirurgie".

Er wäre maßlos enttäuscht, die separatistischen Bewegungen mancher ureigensten Bereiche der Chirurgie, wie sie gerade jetzt zu Tage treten, miterleben zu müssen.

Auf den Deutschen Chirurgenkongressen war seine sprühende Rede- und Formulierungskunst unwiderstehlich. Jedem, der ihm damals zugehört hat, sind einzelne Sätze oder Wortfindungen noch in Erinnerung, sie haben sich für immer eingeprägt. So zum Beispiel „das unter einem Dach-Prinzip".

Bauer hat im Präsidium unserer Gesellschaft auch den Standpunkt vertreten, Medizin und Politik könnten durchaus eine vorteilhafte Verbindung miteinander eingehen. So war es sicherlich gut und auch folgerichtig, daß gerade er zu Beginn einer unruhigen Zeit, in der die ersten Versuche zu ideologischen Strukturveränderungen auch im Gesundheitswesen merklich wurden, von der Mitgliederversammlung, auf Vorschlag des Präsidiums, zum Präsidenten des 75. Deutschen Chirurgenkongresses 1958, also der Jubiläumsveranstaltung, gewählt wurde.

In seinen Erinnerungen über diese Tage sagt er, daß sie ihm und der Deutschen Gesellschaft für Chirurgie eine unerwartete große Zahl wichtiger Ereignisse, ja sogar mit einigen dramatischen Zuspitzungen gebracht hätten. Die heftige Kritik an der damaligen Satzung unserer Gesellschaft entkräftete er mit dem Hinweis:

„Wichtiger als geschriebene Statuten sind der Geist und der Stand, die das Präsidium und die Gesellschaft binden und zusammenhalten".

Seine Ansprachen, seine Referate hatten für unser Fach immer bestimmende Wirkungen. Seine wissenschaftlichen Leistungen brachten ihm nicht nur bei uns, sondern internationale, hohe Anerkennung und Ruhm. Nach mehreren anderen Ehrungen hat ihn das Präsidium der Deutschen Gesellschaft für Chirurgie im Oktober 1960 mit der Ehrenmitgliedschaft der Gesellschaft ausgezeichnet. Unbestreitbar war er über lange Zeit im Präsidium die Persönlichkeit, die der Gesellschaft, nach innen wie auch nach außen, Form und Gestaltung verlieh. Auch nach seiner Emeritierung leistete er im Präsidium wichtige Hilfe, insbesondere bei der Bewältigung immer neu auftretender Spannungsfelder in Wissenschaft und Praxis.

Auf dem 80. Kongreß unserer Gesellschaft, im Jahre 1963, wurde dem Arzt, Forscher und Lehrer in dankbarer Anerkennung für seine Verdienste um die Deutsche Chirurgie die höchste Auszeichnung der Deutschen Gesellschaft für Chirurgie – die Ernst von Bergmann-Gedenkmünze in Gold – verliehen.

Meine Damen und Herren, gestatten Sie noch eine persönliche Anmerkung. Ich bin glücklich, daß ich diese kurze Dankesbotschaft der Deutschen Gesellschaft für Chirurgie heute hier vor diesem erlauchten Kreis überbringen darf. Während meiner Gefangenschaft habe ich einem zur Entlassung anstehenden Kameraden einen Kassiber an meinen Vater, der Landarzt im Odenwald war, mitgegeben, auf dem nur ein Satz stand: „Bitte verschaffe mir eine Assistentenstelle bei Professor Bauer in Heidelberg". Auf diese Weise erhielt ich, jetzt genau vor 45 Jahren, im September 1945, wenige Tage nach der Heimkehr, einen Platz an der Chirurgischen Universitätsklinik in Heidelberg bei K. H. Bauer.

Er war weiß Gott kein leichter Lehrer, aber er war in den Augen der Heimkehrer der Mann der ersten Stunde, der nach dem Ende des Krieges in einem verwüsteten und ausgelaugten Land eine beispiellose Aufbauarbeit in Klinik und Wissenschaft vollbringen konnte. Seine einzigartige Vitalität, seine herzhafte, zupackende und zuversichtliche Wesensart, prägte damals nicht nur das wissenschaftliche und praktische Leben in seiner Klink, sondern auch in der großen Chirurgenfamilie.

Zusammen mit der Deutschen Gesellschaft für Chirurgie verneigen sich heute, am Tag des 100. Geburtstages von Karl Heinrich Bauer die deutschen Chirurgen in Verehrung und Dankbarkeit vor dem großen Meister.

Vorträge

K. H. Bauer als Chirurgischer Lehrer

Professor Fritz Linder

Um hier etwas über K. H. Bauer als Chirurgischen Lehrer aussagen zu können, muß man aus eigenem Erleben schon einige Jahrzehnte zurückgehen. Anfang der dreißiger Jahre erwarteten wir jedenfalls als klinische Semester in Breslau gespannt den neuen 43jährigen Ordinarius, der auf den traditionsreichen Lehrstuhl von Johann v. Mikulicz und Hermann Küttner berufen worden war.

In vitalem Geschwindschritt pflegte K. H. Bauer in den stets überfüllten Hörsaal zu stürmen, der kaum einen leeren Platz bot. Nicht wenige der Studiosi sahen bereits in der Chirurgie ihr späteres Berufsziel. Kein Wunder, daß Bauer schnell in seiner Beliebtheit zur Nr. 1 des Lehrkörpers avancierte. Grund hierfür waren einmal seine präzise Diktion und Darstellungskraft, mit der er uns zunächst die jeweilige Krankengeschichte in meist spannend-dramatischer Weise vortrug. Anschließend folgte dann höchst einprägsam die allgemeine Systematik von Anamnese, Diagnostik und Therapie. Das Ende bildete häufig ein scharfsinniges Aperçu, das nur zu oft unvergeßlich bleiben sollte und z. T. in seinen chirurgischen Aphorismen enthalten ist.

Selbstverständlich war auch weiterhin, daß ein etwas ungeschickterer Praktikant im Hörsaal niemals auch nur den Anflug eines Tadels zu spüren bekam. Dies vertiefte noch die Bindung zwischen Schüler und Lehrer, eine Beziehung, die nicht wenige seiner Studenten − gleich welcher politischen Schattierung − verpflichtete, ihren verfemten Professor im Dritten Reich erfolgreich durch Rankünen jener Zeit zu schleusen.

Und dann gingen schließlich in Europa   wie der britische Außenminister Sir Ed. Grey schon 1914 einmal gesagt hatte − erneut die Lichter aus. Wie vielerorts häuften sich auch am polnischen San die Schwerverwundeten, die z. T. wegen ihrer Kieferschußbrüche mit asphyktischen Anfällen einer schnellen operativen Behandlung bedurften. Eine JU 52 konnte etwa ein Dutzend von Verletzten aufnehmen und im Morgennebel dem Oderstrom folgend − Breslau erreichen. Dort hatte K. H. Bauer auf Funk bereits die klinische Vorbereitung geregelt, um sofort die chirurgische Versorgung beginnen zu können, endlich kamen Bauers Kriegserfahrung von 1914−1918 wieder zum Tragen, die ihm − unverständlicherweise − von seinen militärischen Vorgesetzten innerhalb der eigenen Fakultät bis dahin verwehrt worden war. Als am Nachmittag dieses Tages die operative Arbeit mit sauberster Technik getan war, sagte Bauer in seinem Amtszimmer kurz vor dem Rückflug: „Glauben Sie nicht, daß mit diesen 14 Tagen der Krieg beendet ist. Jetzt kommen noch ganz andere Gegner wie Frankreich, England und vielleicht sogar die USA. Dazu mit der entsprechenden Hybris unserer Führung möglicherweise auch Rußland, aber wenn Sie durch all den Schlamassel hindurchkommen, können Sie bei mir stets wieder anfangen." Das gleiche galt auch für Max Schwaiger! Diese Zusage bedeutete für manche Tiefpunkte der folgenden 6 Jahre einen außerordentlichen Trost.

Und dann kam 1945 mit Kapitulation, Gefangenschaft, Hunger und Sternen am nächtlichen Firmament. Im frühen Sommer trafen tropfenweise die ersten früheren Schüler bei ihrem inzwischen nach Heidelberg berufenen Chef ein. Arbeit gab es genug, da die für 320 Betten errichtete Kirschner-Klinik jetzt 700 bis 800 Kranke und Verwundete versorgen mußte; und dies bei insgesamt knapp 30 Ärztinnen und Ärzten, sowie selbstlos arbeitenden Schwestern.

Aber K. H. Bauer war auch hier an Vitalität und Umsicht das gewohnte Vorbild: um 6 Uhr in der Frühe fuhr er auf seinem Fichtel- und Sachs-Motor-Rädchen zur Klinik, um nach der Visite die schwersten Eingriffe im OP sauber und lehrreich auszuführen.

Anschließend ging sein täglicher Weg bald zur Universität, von wo er als erster frei gewählter Rektor nach dem Kriege schließlich die Eröffnung aller Fakultäten noch im Jahre 1945 erreichte. Die Begeisterung der Kriegsheimkehrer, die endlich wieder einem erhofften Lebensziel entgegensehen konnten, war grenzenlos, und dies hatte Bauer trotz einer schweren malignen Erkrankung geschafft, die in das Ende seiner Amtszeit fiel, aber durch eine Operation seiner Oberärzte G. und K. für zwei- bis drei Jahrzehnte geheilt werden konnte. Uns ließ dieser Verlauf die therapeutische Effizienz des Skalpells einmal mehr erkennen.

Wir Schüler sahen und lernten bei Bauer eine Chirurgie, die noch anatomisch vom Kopf über das Abdomen bis zu den Extremitäten reichte. Hierbei war stets das oberste Prinzip seines Handelns die viel zitierte Ökonomie: d. h. der minimale Eingriff bei maximalem Effekt!!

Eine besondere technische Pioniertat dürfte die freihändige Ausschaltung der Hypophyse oder des Ganglion Gasseri durch Elektrokoagulation oder Radionuklide gewesen sein. Die Zahl der Patienten ging in die Hunderte, ja in die Tausende bei der Trigeminusneuralgie. Aber ebenso bedeutsam waren seine erfolgreichen präventiven Bemühungen zur Entschärfung der Verkehrsunfälle mit Hilfe der Geschwindigkeitsbegrenzung in geschlossenen Ortschaften, mit der Einführung der Sturzhelme für Motorradfahrer oder den obligatorischen Sitzgurten. Zusammen mit dem HD-10 liegen sie auf der gleichen Linie wie die krebsverhütenden Maßnahmen gegen das Buttergelb, Thorium oder die inhalatorischen Gifte, die uns Jüngeren das weite Feld der onkologischen Chirurgie eröffnen halfen. Keine andere chirurgische Klinik in Deutschland dürfte zu dieser Zeit über eine so umfangreiche Eigenproduktion zum Thema der klinischen und experimentellen Onkologie verfügt haben wie dieses Heidelberger Haus.

Bauers „Krebsproblem" (in 2 Auflagen) war der ungewöhnliche Solobeitrag eines Klinikers „Zur Seuche unserer Zeit".

Fragt man zum Schluß nach der Krone des Bauerschen Lebenswerkes, so wird einhellig die Schaffung des DKFZ mit seinen 1500 Mitarbeitern genannt werden. Seine prospektive Kraft und Dynamik ist innerhalb und außerhalb des gewaltigen Gebäudes seit 1964 ständig gewachsen. Diese Grundzüge erkannte Bauer selbst mit deutlicher Dankbarkeit, ja fast mit Demut, wie diese eigene Dankadresse anläßlich seines 80sten Geburtstages deutlich macht.

geblieben sei mir - vom Vater her - die Lust, "tätig zu sein"
- nach Goethe - "des Menschen erste Bestimmung",

geblieben - von der Mutter her - der stete Drang, zu helfen,
wo nur immer Hilfe gebraucht wird,

geblieben - aus dem Erbe beider Eltern -
das ohne-Unterlaß-in-Pflicht-Genommensein!

K. H. Bauer als Wissenschaftler

Professor Wilhelm Doerr

Wenn ich versuche, K. H. Bauer als Wissenschaftler zu charakterisieren, so deshalb, weil Bauer den Pathologen „schon immer", von 1919 bis zu seinem Tode, verbunden war. Er hielt viel von unserem Fache, er verstand unsere Sprache, er erwartete einiges von unserer Aussage, aber doch auch nicht „alles". Er wußte, daß jede biologische Methode natürliche Grenzen besitzt. Er war als Arzt nicht abhängig von „seinem" Pathologen. Bauer blieb immer seiner eigenen Überzeugung treu. Er verantwortete seine persönlichen Entscheidungen bis ins Letzte. Er sah im Pathologen keinen Erfüllungsgehilfen, sondern einen Ratgeber, der zugleich Freund und Vertrauter war. Als ich das Glück hatte, unter A. Schmincke und E. Randerath zu dienen (1947 bis 1953), durfte ich für K. H. Bauer als Prosektor tätig sein. Dies war ein unvergleichliches Erlebnis: Im Fortgang der Bemühungen des Obduzenten vertrat und erläuterte Bauer seine Fälle, Beobachtungen, Operationsbefunde und Maßnahmen. Alle Beteiligten hatten das Gefühl der Befriedigung, man wußte, hier war geschehen, *was möglich war.*

Vom August 1914 bis 12. November 1918 stand Bauer im Kriege. Seine erste wissenschaftliche Veröffentlichung, seine unter dem Gerichtsmediziner Geh. Rat Merkel geschriebene Doktorarbeit über „Zentrale Leberrupturen", erfolgte aus dem Festungslazarett Metz. Sie bringt eine noch heute traumatologisch bemerkenswerte Analyse der Sprengwirkung sogenannter Druckstoßeffekte im Inneren großer Organe, ein Phänomen, das man damals bei Flugzeugabstürzen beobachtete, und das uns heute bei den Dezelerationstraumen im Straßenverkehr wieder begegnet.

Bauer arbeitete vom 15. November 1918 bis 14. September 1919 bei dem damals führenden Pathologen Ludwig Aschoff in Freiburg. Diese kurze Assistentenzeit war entscheidend. Bauer sagte später oft und überzeugend „Aschoff war mein Schicksal"! In diese Frühzeit fallen die Bemühungen um zwei Themen, in Freiburg aufgenommen, in Göttingen zur Reife gebracht:

1. Osteogenesis imperfecta,
2. Magenstraße als phylogenetisches Äquivalent der Schlundrinne.

Vom 15. September 1919 bis zum 31. März 1933 arbeitete Bauer unter Rudolf Stich in Göttingen. Dort hat er alle Stationen der Ausbildung und Reifung, vom Assistenten zum Ordinarius, durchlaufen.

Die anatomische Beschäftigung mit dem Freiburger Fall von abnormer Brüchigkeit des Skelettes *und* die genealogische Prüfung der Sippe des Probanden legten ihm die Überzeugung nahe, daß es eine erblich bedingte Erkrankung des

Bindegewebes geben müsse. In seiner Göttinger Antrittsrede als Privat-Dozent 1923 führte er aus, daß es eine *dreifache Elektivität* der *Genwirkungen* gäbe:

1. eine Keimblattelektivität: Nur die Stützgewebe seien verändert;
2. eine morphogenetische Elektivität: Nur bestimmte Bauelemente eines Gewebes, z. B. die kolloidchemisch konstituierte Grundsubstanz, dieser Formation, seien abnorm zusammengesetzt.
3. eine phylogenetische Elektivität: Nur die in der Stammesgeschichte des Menschen zuletzt erworbenen Gewebe seien am stärksten betroffen.

Die zweite frühe Leistung Bauers war die Konzeption des *Lokalisationsgesetzes* der peptischen Läsionen der Magenwand. Ludwig Aschoff hatte wohl als Erster die besondere Störanfälligkeit der *Magenstraße*, also der kürzesten Verbindung zwischen Mageneingang und -auslaß, für den Erwerb des Ulcus rotundum, also des Magengeschwürs, herausgearbeitet. Franz Büchner, Aschoffs Amtsnachfolger, hat die kausalen Mechanismen, die überschießende Sekretion des Magensaftes mit besonderen peptischen Kräften, geklärt. Bauers Arbeit „Theorie von der Ulcusbereitschaft der Magenstraße aus phylogenetischen Gründen" ist mir wichtig. Sie gibt einen Begriff von *Bauers methodischer Haltung*. Karl Heinrich Bauer hatte aufgrund seiner Herkunft aus ländischem Milieu ein sehr direktes Verhältnis zur Biologie. Er kannte von Kindesbeinen an den Unterschied zwischen den gekammerten Mägen der Wiederkäuer und den einhöhligen Mägen der Fleischfresser und der Primaten. Bauers Studien zielten darauf ab, im Sinne der klassischen Morphologie zu erforschen, wie „Sukzessives ein Simultanes" sein könne. Er meinte das so: Der gekammerte Rindermagen kann fakultativ durch longitudinale Abfaltung in ein Rohr — jedenfalls vorübergehend — umgewandelt werden. Das bedeutet eine Verkürzung des Transportweges aus der Speiseröhre in die distalen Bereiche dieser Mägen. Diese passagere Röhre, die Schlundrinne der Anatomen, gehe bei anderen Species verloren, bleibe aber als Rudiment, und zwar in Form der Magenstraße, selbst beim Menschen, erhalten. Bauer glaubte, schließen zu dürfen, daß Schlundrinne und Magenstraße *homologe* Einrichtungen wären. Dies sei die eigentliche, die tiefere Ursache dafür, daß ebendort besondere peptische Leistungen in Szene gehen.

Zu Bauers frühen Arbeiten gehört noch etwas ganz anderes, seine Beschäftigung mit der Strukturanalyse menschlicher Konkremente, also der Gallen-, der Nierenbecken-, der Harnblasensteine, sowohl mittels tausender Schnitt- und Schliffpräparate als auch durch Röntgenogramme. Genaugenommen ging es (1931) um die Frage der Selbstzerstörung der Steine. Bauer fand vitale Spaltbildungen; er konnte zeigen, daß zunächst kugelförmig gewesene Konkremente durch Entquellung Hexa- und Tetraederformen hervorbringen; diese verglich er mit der Schichtenverwerfung geologischer Formationen. Danach wäre die Selbstzertrümmerung der Gallensteine nichts anderes als das Ende eines Prozesses, der mit einer Entquellung beginnt, zu Spaltenbildung führt und in vielen Fällen mit der Zertrümmerung endet.

Alle diese Arbeiten zeigen, daß hier ein Chirurg absolut ungewöhnlichen Zuschnittes am Werke war. Dies führte nicht nur zur Einführung der Erb- und Konstitutionslehre in die Allgemeine Chirurgie, sondern zeitigte eine Fülle großartiger Publikationen, darunter ganzer Handbuchreihen. Ich nenne Bauers Aufklärung des Erbganges der Bluterkrankheit, des Problems der Blutgruppenvererbung (1928), und ich betone ausdrücklich seine maßvolle und besonnene, seine kritische und distanzierte Haltung gegenüber den Arbeiten von Sir Francis Galton, des Vaters des „rassenhygienischen Gedankens", bis hin zu den geistigen Prämissen des Erbgesundheitsgesetzes im sogenannen Dritten Reich.

Die wesentliche Frucht der Göttinger Arbeiten ist Bauers *Mutationstheorie der Geschwulstentstehung* (1928). Die damalige Rückwirkung der wissenschaftlichen Genetik auf das Geschwulstproblem sensu stricto war minimal. Daß die Gene der Zellen die Träger der Geschwulsteigenschaften wären, hatte in dieser Form Bauer als Erster erschlossen. Dies war eine Funktion des plausiblen Schließens, denn *wissen* hatte es Bauer nicht können. Eine diagnostische Chromosomenanalyse beim Menschen gab es 1928 noch nicht.

Auf der Pathologentagung 1937 referierte er über „Berufsschäden und Krebs". Er hatte einen ungeheuren Erfahrungsschatz erworben, eine enorme Literatur bewältigt und formuliert: Was Krebs erzeugt, heilt Krebs, − aber auch vice versa: Bei dem Versuche, Krebs zu heilen, entstehen auch unerwünschte iatrogene Neubildungen. 1943 berichtete Bauer im damaligen Kaiser-Wilhelm-Institut von Richard Kuhn in Heidelberg über den gesamten Umkreis aller Erfahrungen betreffend natürliche und experimentelle Zusammenhänge zwischen Mutationserzeugung und Krebsentstehung. In der logischen Konsequenz aller Bauerschen Bemühungen müssen die Begriffe *Syncarcinogenese* und *Syncarcinocolyse* (1949), Krebs entsteht in der Konvergenz mehrerer Bedingungen und wird bekämpft durch die Interferenz mehrerer Maßnahmen, verstanden werden.

Es ist verständlich, daß sich Bauer in höheren Lebensjahren von der naturwissenschaftlichen Originalarbeit fortentwickelt und seine Kraft anderen Aufgaben und nicht nur denen im Zusammenhang mit der Schaffung dieses *Centrum contra cancrum* zugewandt hat. Fragen des Arztrechtes, der Aufklärung und Sterbehilfe bei Krebs, teilweise in Zusammenarbeit mit dem vor wenigen Tagen verstorbenen Strafrechtler Karl Engisch bewegten ihn bis zuletzt. Als ich vor 30 Jahren Dekan der Medizinischen Fakultät der Universität Kiel gewesen war, hatte ich die Aufgabe, am 22. Juni 1960 die Promotion Bauers zum Doktor der gesamten Heilkunde honoris causa zu vollziehen. In seinem Festvortrag sprach der Geehrte über

„Beiträge zum Prinzip der Ökonomie im Bereich der Chirurgie".

Ich gestehe, daß ich, als mir Bauer sein Thema benannte, um es der Öffentlichkeit bekanntzumachen, erstaunt, ja ein wenig enttäuscht war, konnte ich *mir* doch zunächst kein klares Bild machen, worum es eigentlich ging. Allein, ich merkte bald, als Arzt und *Naturforscher* ging es ihm darum, nach kritischer, überaus sorgfältiger Abwägung aller Gesichtspunkte, folgenden *Kernsatz* zum Tragen zu bringen: Eine Operation darf nie gefährlicher sein als die Krankheit, deretwegen eingegriffen werden muß, ja selbst eine Aufklärung des Kranken über die Natur seines Leidens sollte nie gefährlicher sein als die Natur des gegebenen Gesundheitszustandes!

Wer Bauer als Wissenschaftler charakterisieren soll, muß folgendes aussprechen:

1. Was Bauer vor allem auszeichnete, waren Härte, Unbeugsamkeit, Belastungsfähigkeit, brillante Auffassungsgabe und assoziative Kraft, schwierige Sachverhalte zu analysieren und deren Zusammenhänge zu begreifen.

2. Das Erkennen von Gefahrenursachen war ihm Voraussetzung, ja Anfang zu deren Überwindung. Er konnte tatsächlich mit Jaspers sagen: „Die Dämonie der Technik ist nur zu überwinden auf dem Weg, sie zu durchschauen"!
3. War die Zellularpathologie die Grundlage einer allgemeinen Krankheitslehre, wurde die Genpathologie die naturwissenschaftliche Grundlage der Konstitutionslehre.
4. Individual- und Konstitutionspathologie sind die Gravitationsachse moderner Heilkunde.

Hier muß an Goethes Paradoxon erinnert werden:

> „Was ist das Allgemeine? Der einzelne Fall.
> Was ist das Besondere? Millionen Fälle!"

Hierin ganz allein ist das Wesen der Bauerschen Krankheitslehre zu sehen, und eigenartigerweise steht Bauer insoweit dem Heidelberger Internisten Ludolf Krehl ganz nahe. *Dies ist der geistige Inhalt der Heidelberger Schule!*

K. H. Bauer als Pionier der Krebsprävention

Professor Dietrich Schmähl†

Als ich im Rahmen der Vorbereitung der heutigen Tagung gefragt wurde, ob ich einige Worte zum Thema „Bauer als Pionier der Krebsprävention" sagen könnte, habe ich sofort mit Freuden zugesagt, nicht nur weil ein Teil der eigenen Arbeit sich mit Fragen der Krebsprävention beschäftigt, sondern auch deswegen, weil der Chirurg Karl Heinrich Bauer über mehrere Jahre Mitglied der Farbstoffkommission der Deutschen Forschungsgemeinschaft gewesen ist, die ich 17 Jahre lang als Vorsitzender leiten durfte. Es war schon etwas ungewöhnlich, einen Chirurgen in einer toxikologischen, sehr spezialisierten Farbstoffkommission als Mitglied zu haben. Er sagte damals, daß am Beispiel der Farbstoffe aufgezeigt werden könne, wie die „Entbenzpyrenisierung" unserer Umwelt vonstatten gehen kann und zweitens daß man an dieser Stelle auch legislativ, also durch gesetzgeberische Maßnahmen, der Krebsprävention das Wort reden könne.

Wenn man Bauers wesentliches onkologisches Buch, nämlich das so häufig zitierte „Krebsproblem", durcharbeitet, dann tauchen darin wie ein roter Faden immer wieder Begriffe auf, die wir heute als primäre und sekundäre Prävention verstehen: primäre Prävention als Vermeidung krebserzeugender Noxen, soweit wie möglich, und sekundäre Prävention als Arbeit am Menschen selber zur Früherkennung von malignen Tumoren. Dies gab es damals noch nicht.

Ich möchte hier die Möglichkeiten und Grenzen der Krebsprävention reflektieren. Die wesentliche Leistung Bauers zur Krebsprävention ist zweifellos das Erkennen, daß Thorotrast, das als strahlender Energieträger zur Gefäßdiagnostik verwendet wurde, ein karzinogenes Potential besitzt. Bauer hat immer wieder vor der Anwendung von Thorotrast gewarnt und vorausgesagt, daß Thorotrast-Sarkome bei den behandelten Patienten, die zu diagnostischen Zwecken mit dem Stoff in Kontakt kamen, auftreten würden, und er hat, wie in seinem Buch „Das Krebsproblem" nachzulesen ist, eine Latenzzeit von 12 – 18 Jahren vorausgesagt. Durch die heutigen Arbeiten, speziell von van Kaick hier im DKFZ, wissen wir, daß erstens die Latenzzeiten bei diesen Thorotrast-Sarkomen in der Tat bedeutend länger sein können, nämlich bis zu 50 Jahren nach Applikation von Thorotrast, und daß sich zweitens ausgezeichnete Dosis-Wirkungs-Beziehungen abzeichnen. Es ist dies quasi ein Dosis-Wirkungs-Versuch mit steilen Regressionsgeraden, wie man sie sonst nur im Tierexperiment erhält und wie sie nun für eine menschliche Situation gezeigt werden konnten. Bauer hat frühzeitig auf eben dieses Faktum hingewiesen, er hat nur geglaubt, aber seinerzeit nicht *gewußt*, daß auch so lange Induktions- oder Latenzzeiten möglich sind. Er hat in seiner prägnanten Art in seinem Buch geschrieben: Was ist Alter? Das Phänomen des Auftretens von Krebs

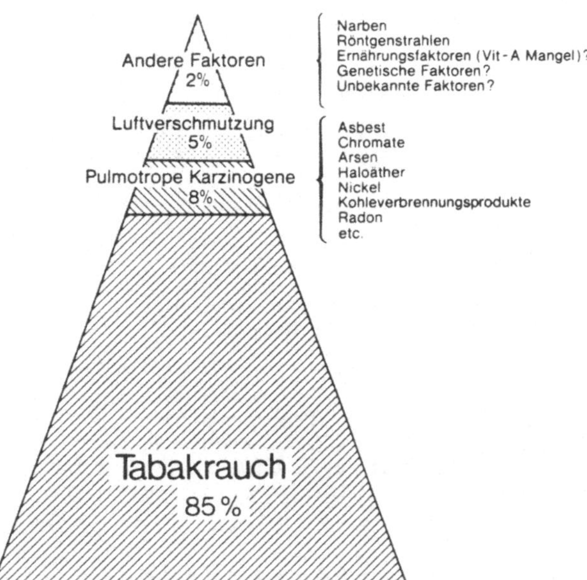

Abb. 1. Geschätzte Anteile der Faktoren, die für die Verursachung des Bronchuskarzinoms verantwortlich sind

im höheren Lebensalter ist nichts weiter als eine verlängerte Latenzzeit, also dahingehend, daß sich die Schäden aufsummieren können, und wenn die Menschen alt genug werden, dann können sich die Schäden exprimieren. Ein Faktum, das wir immer wieder sowohl im Experiment als auch in der Klinik bestätigt sehen. Diese prägnanten Formulierungen sind es, die auch heute noch „Das Krebsproblem" immer wieder lesenswert machen.

Es ist bekannt, daß der *Lungenkrebs* das Produkt inhalierter Karzinogene ist. Ich möchte an diesem Beispiel ganz kurz über die Möglichkeiten und Grenzen der Prävention reflektieren. Wir wissen durch viele Untersuchungen sehr genau, daß in 85–90% der Fälle der inhalierte Tabakrauch entscheidend ist für das Auftreten des Lungenkrebses (Abb. 1). Aber diese Erkenntnis ist im Prinzip nicht neu, denn bereits im Jahre 1761, also lange vor dem berühmten Percival Pott, hat der englische Arzt und Botaniker John Hill die ersten Tabakkarzinome beschrieben, und zwar bei Menschen, die Tabak schnupften. Er hat fünf Nasenscheidewandkarzinome beschrieben und hat etwas sehr Wichtiges in dieser Arbeit ausgesagt, nämlich eine Warnung vor dem sehr häufigen Gebrauch von Schnupftabak (Abb. 2). Mit anderen Worten, die Erkenntnis, daß Tabak sowohl als Naturprodukt als auch als Pyrolysat krebserzeugend wirken kann, besitzen wir seit dem Jahre 1761. Die Abbildung 3 ist nicht etwa aus der Neuzeit, sondern stammt aus dem Jahr 1890. Es gab also schon damals den Kampf speziell von Ärzten und Antiraucherorganisatoren (Abb. 3). Dies Bild könnte heute genauso produziert worden sein. Fragen wir uns nun, inwieweit die Erkenntnis in die praktische Anwendung übertragen worden ist, so müssen wir leider gestehen, daß wir überhaupt keine Konsequenzen daraus gezogen haben, weil offenbar aus irgendwelchen kulturellen Gründen die Prophylaxe vor Tabak sozial nicht oder wenig akzeptabel ist. Wir müssen zur Kenntnis nehmen, daß trotz aller Aufklärung, trotz aller Schriften, trotz aller Ap-

C A U T I O N S

Againſt the immoderate Uſe of

S N U F F.

Founded on the known Qualities of the

T O B A C C O   P L A N T;

And the Effeᶜts it muſt produce when this
Way taken into the Body:

A N D

Enforced by Inſtances of Perſons who have
periſhed miſerably of Diſeaſes, occaſioned,
or rendered incurable by its Uſe.

By   Dr.   J.   H I L L.

* * * * * * * * * * * * * * * * *

T H E   S E C O N D   E D I T I O N.

* * * * * * * * * * * * * * * * *

L O N D O N:

Printed for R. Baldwin in Pater-noſter Row,
and J. Jackson in St. James's-ſtreet.

MDCCLXI.

[Price One Shilling.]

Abb. 2. Warnung gegen den häufigen Gebrauch von Schnupftabak aus dem Jahre 1761

pelle, etwa beim letzten Internationalen Krebskongreß in Hamburg, bei uns in der Bundesrepublik der Tabakkonsum nach einem geringfügigen Abfall wieder steigt und daß im Jahre 1989 der Gesamtverbrauch um 1,7% erneut zugenommen hat.

Als zweites Beispiel in diesem Zusammenhang möchte ich Ihnen die meines Wissens älteste Tumorart vorführen, die wir überhaupt als solche kennen, nämlich den *Blasenkrebs* bei der Bilharziose. Es findet sich bereits auf dem berühmten Papyrus Ebers, also rund 1500 vor der Zeitenwende, eine Inschrift, in der erstens ausgesagt wird, daß die Krankheit durch einen Wurm ausgelöst wird, wie wir alle wissen einen Trematoden, zweitens daß die Erkrankung mit Hämaturie gekoppelt ist und drittens, daß damals gegen diese Erkrankung kein Kraut gewachsen war: Es half kein Mittel gegen diese Erkrankung (Abb. 4). Es ist ferner bereits beschrieben, daß ein Teil dieser Patienten einen Blasenkrebs entwickelte. Dies ist vor 3500 Jahren geschehen. Wir haben heute in der Welt über 200 Millionen Bilharzioseerkrankungen, und es ist nicht möglich gewesen, eine primäre Prävention zu treiben, dahingehend, daß man den ägyptischen Fellachen z. B. gesagt hätte, in den verseuchten Tümpeln und Teichen nicht mehr zu baden. Die Leute wissen, sie wer-

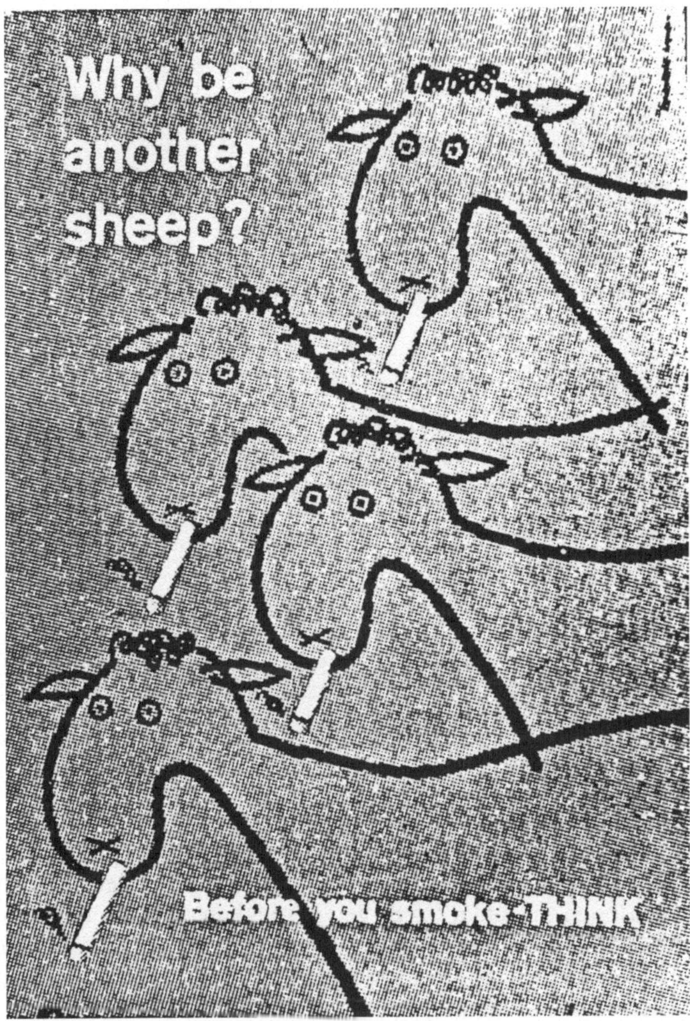

Abb. 3. Antiraucherkampagne aus dem Jahre 1890

den dadurch krank, sie baden aber trotzdem dort. Wir haben hier wiederum eine Erkenntnis, die sich aber aus sozialen Gründen nicht ohne weiteres in eine Prävention umsetzen läßt.

Nun ganz kurz zur sekundären Prävention, natürlich eine ganz maßgebliche Aufgabe für einen Chirurgen, Krebsverhütung durch Beseitigung des Vorkrebses. Ganze Kapitel sind im „Krebsproblem" dieser Frage gewidmet, z. B. Magengeschwürbehandlung oder -operation, Gallensteine als mögliche Vorläufer eines Gallenblasenkrebses oder die Struma. Bauer hat als Chirurg sowohl die primäre Prävention im Blick gehabt als natürlich auch die sekundäre Prävention, die ich Ihnen hier nur an diesen wenigen Beispielen aufgezeigt habe. Nun noch einige Aussagen zur Spezialisierung, die heute auch schon angesprochen worden ist.

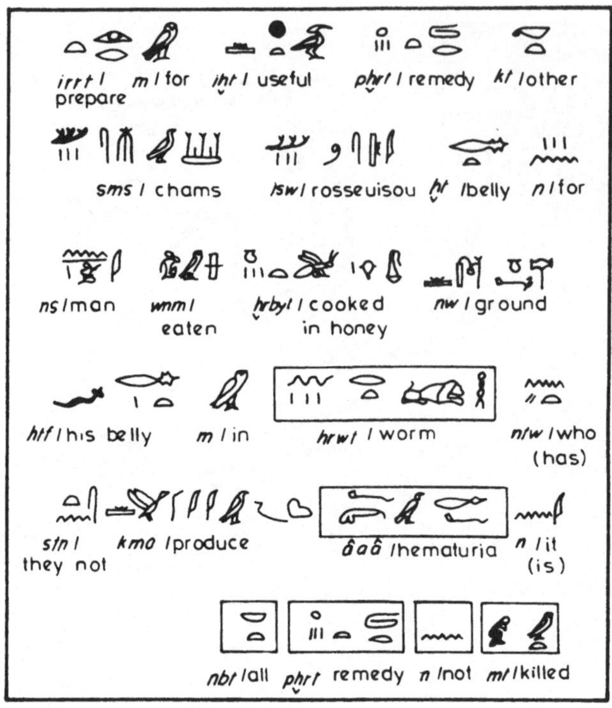

Abb. 4. Ätiologie und Unbeinflußbarkeit der Bilharziose, beschrieben im Papyrus Ebers 1500 v. Ch.

Man kann das Spezielle nur begreifen, wenn man auch wirklich das Allgemeine und das Ganze überschaut. Ganz zweifellos besteht heute eine Gefahr der Spezialisierung darin, daß es einen erheblichen Teil von Krebsforschern gibt, die in ihrem Leben noch nie einen Krebs gesehen haben und vor allem noch nie einen krebskranken Menschen. Wir sollten nicht vergessen, und Bauer hat immer wieder darauf hingewiesen, daß das Krebsproblem zutiefst ein humanes und auch medizinisches Problem darstellt, das selbstverständlich mit Methoden der Biologie bearbeitet werden sollte. Er hat in diesem Sinne dann auch formuliert, daß an isolierten, im Glas gezüchteten Zellen, wie im „Krebsproblem" nachzulesen, das Krebsproblem nicht gelöst werden wird, sondern nur am geschwulstkranken Organismus, wo alle Einflüsse, die in die Krebskrankheit mit hineinspielen mögen, erkannt werden können. Wenn wir uns fragen, wie wir vielleicht heute eine moderne Prävention betrachten können, so werden alle möglichen Fragen der Grundlagenforschung hineinspielen müssen. Wenn wir uns z. B. irgendeine Art einer krebserzeugenden Belastung vorstellen, dann kann diese abhängig von den Gegebenheiten des Organismus unterschiedlich hoch sein; z. B. wenn die metabolische Aktivierung einer krebserzeugenden Substanz im Körper besonders intensiv erfolgt bzw. die Inaktivierung ausbleibt oder wenn DNS-Reparaturen aufgrund des Versagens des Reparatursystems in dem einen Körper weniger erfolgen als in einem anderen. Wir sehen, daß vielleicht bei gleicher Belastung ein Mensch ein sehr hohes Risiko tragen mag, während ein anderer aufgrund seiner inhärenten metabolischen Fähigkeiten nur ein geringeres Risiko trägt. Vice versa kann das bei einer geringen Belastung gelten. Mit anderen Worten, wir werden von der Substanz als solcher wegkommen und erkennen müssen, welche Gegebenheiten des Körpers wesentlich dafür sind, daß in *einem* Fall ein Krebs entsteht und in einem anderen vielleicht nicht. Dies um so mehr, wenn wir bedenken, daß wir alle $10^{13} - 10^{14}$ Zellen in uns tragen, daß wir im Laufe eines 70jährigen Lebens etwa 10 Zentner Zellen bilden und daß dann eine oder wenige Zellen aus eben diesen genannten Gründen zu einer Krebszelle werden. Ein altes Sprichwort sagt: Wenn du alt werden willst, mußt du frühzeitig damit beginnen. Ich glaube, wenn wir eine Krebsprävention treiben wollen, dann müssen wir das von frühester Jugend an tun, und es genügt nicht, sich erst ab einem bestimmten Lebensalter diese Gedanken zu machen, sondern wir müssen die Gesundheitserziehung von Anfang an treiben.

Preisverleihung

Verleihung des Karl Heinrich Bauer-Gedächtnispreises

Professor Bernhard Timm, Präsident des „Vereins zur Förderung der Krebsforschung in Deutschland e.V."

Der „Verein zur Förderung der Krebsforschung in Deutschland e.V." hat den 100. Geburtstag seines Gründers K. H. Bauer zum Anlaß genommen, um mit einem *Preisausschreiben* jüngeren Forschern Gelegenheit zu geben, sich mit ihren wissenschaftlichen Leistungen der interessierten Öffentlichkeit vorzustellen. Unser Aufruf fand spontan im gesamten Bundesgebiet Beachtung, so daß trotz der kurz bemessenen Meldefrist 14 wertvolle Arbeiten eingereicht wurden. Zur Beurteilung haben sich dankenswerterweise die Herren Professoren Boenninghaus, Doerr, Munk, Schettler unter dem Vorsitz des Herrn Professor Linder zur Verfügung gestellt. Nach sorgfältiger fachlicher Prüfung hat die Vergabekommission vorgeschlagen, den *K. H. Bauer-Gedächtnispreis 1990* an zwei Autoren zu vergeben für eine Gemeinschaftsstudie über die pathologische Leistung des Hepatitis B-Virus.

Ich habe die Ehre, gemeinsam mit Herrn Professor Schettler, die beiden Verfasser hier zu begrüßen und ihnen die Preisurkunde zu verleihen. Ich darf Ihnen vorstellen

Herrn Dr. med. Wolfgang H. Caselmann, Mitarbeiter an der Medizinischen Klinik II der Universität München in Großhadern, 32 Jahre alt
und
Herrn Dr. rer. nat. Alexander v. Kekulé vom Max-Planck-Institut für Biologie, Abteilung für Virusforschung, in Martinsried, ebenfalls 32 Jahre.

Die mit gleichem Text jedem der beiden Forscher übergebene Urkunde hat folgenden Wortlaut: *

Ich gratuliere Ihnen für die hervorragende Leistung und wünsche für Ihre weitere wissenschaftliche Tätigkeit viel Glück und reichen Erfolg.

---

* Text: siehe nächste Seite

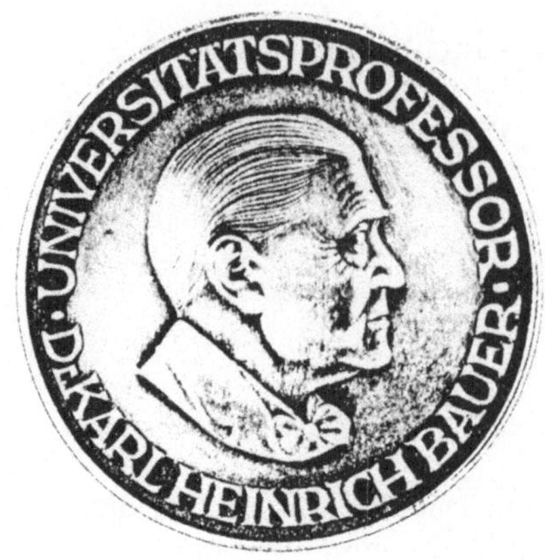

Der

Verein zur Förderung der

Krebsforschung in Deutschland e.V.

Heidelberg

verleiht

aus Anlass der 100. Wiederkehr des Geburtstages
seines Gründers, des Chirurgen und Krebsforschers
Prof. Dr. Dres. h.c.mult. K.H. Bauer (1890-1978)
hiermit den

KARL HEINRICH BAUER – GEDÄCHTNISPREIS

an

Dr. med. Wolfgang H. Caselmann

und

Dr. rer. nat. Alexander S. v. Kekulé

in Würdigung ihrer interdisziplinären wissenschaftlichen
Gemeinschaftsarbeit

Trans-Aktivierung zellulärer Gene durch trunkierte
Oberflächenantigene des Hepatitis–B–Virus (HBV):
Eine klinisch relevanter Mechanismus der HBV-assoziierten
Leberkarzinogenese"

Heidelberg, den 26. September 1990

Der Vorsitzende des Vorstands

(Prof. Dr. Dr. B. Timm)

Laudatio zur Verleihung des K. H. Bauer-Gedächtnispreises

Professor Gotthard Schettler

Das Kuratorium der Karl-Heinrich-Bauer-Stiftung, bestehend aus den Professoren H. G. Boenninghaus, Wilhelm Doerr, Klaus Munk und Gotthard Schettler unter dem Vorsitz von Prof. Dr. Fritz Linder, hat aus einer großen Zahl von Bewerbungen der Arbeit unter Chiffre-Nr. 28/8/1749 den Preis zuerkannt. Ausgezeichnet wird die Arbeit über „Transaktivierung zellulärer Gene durch trunkierte Oberflächenantigene des Hepatitis-B-Virus", vorgelegt von den Herren Doktoren Wolfgang Helmut Caselmann und Alexander S. von Kekulé. Es handelt sich um eine Gemeinschaftsarbeit aus der Medizinischen Klinik II des Klinikums Großhadern, der Ludwig-Maximilians-Universität in München sowie der Abteilung Virusforschung am Max-Planck-Institut für Biochemie in Martinsried. Aus der Vita der ausgezeichneten Forscher ist folgendes festzustellen:

Dr. Wolfgang Caselmann, geboren 1958, begann nach seiner Schulausbildung in Bayreuth das Medizinstudium als Stipendiat nach dem Bayerischen Begabtenförderungsgesetz in Erlangen, wechselte dann an die Ludwig-Maximilians-Universität in München über und absolvierte seine medizinische Ausbildung an der Medizinischen Klinik II unter dem Direktorat von Prof. Dr. med. G. Paumgartner. Als Stipendiat der Max-Planck-Gesellschaft und der Deutschen Forschungsgemeinschaft arbeitete er dann am Max-Planck-Institut für Biochemie in Martinsried unter der Leitung von Prof. Dr. P. H. Hofschneider. Derzeit ist Dr. Caselmann Assistenzarzt am Klinikum Großhadern.

Dr. Alexander S. von Kekulé absolvierte seine Schulzeit in München. Bemerkenswert ist seine Auszeichnung als Bayrischer Landessieger und dritter Bundessieger im Fach Chemie beim Wettbewerb „Jugend forscht" und die Erlangung des Preises des Verbandes der Chemischen Industrie 1980. Er war Stipendiat der Studienstiftung des Deutschen Volkes. 1981 bis 1983 studierte er Medizin und Biochemie an der Freien Universität Berlin. Von 1984 bis 1986 setzte er sein Studium an der Ludwig-Maximilians-Universität in München fort, wo er 1985 die Hauptdiplomprüfung in Biochemie absolvierte. Nach medizinischem Staatsexamen und Approbation als Arzt 1987 trat er in die Arbeitsgruppe von Prof. Hofschneider in Martinsried ein, wo er seit 1990 wissenschaftlicher Assistent ist.

Die Arbeit zeigt einen klinisch relevanten Mechanismus der HBV-assoziierten Genese des Leberkarzinoms auf.

Das primäre hepatozelluläre Karzinom, mit über zwei Millionen Erkrankten eine der weltweit häufigsten Krebsarten, ist in den meisten Fällen mit einer Jahrzehnte zurückliegenden Infektion durch das Hepatitis-B-Virus (HBV) assoziiert. Hauptrisikofaktor für die Karzinomentstehung ist hierbei nicht die durchgemachte HBV-Infektion als solche, sondern die in einem Teil der Fälle auf die akute Hepatitis folgende Entwicklung des „chronischen Trägerstatus" für das HBV-Oberflächenantigen (HBsAg): 40 Jahre HBsAg-Trägerstatus entsprechen einem Leberkarzinomrisiko von annähernd 40%; dementsprechend besteht für HBsAg-Träger gegenüber Normalpersonen ein über zweihundertfach erhöhtes Risiko, an einem Leberkarzinom zu erkranken.

Auf molekularer Ebene konnte bereits Anfang der achtziger Jahre gezeigt werden, daß praktisch alle HBV-assoziierten Leberkarzinome chromosomal integrierte Hepatitis-B-Virus-DNA enthalten – die Erbinformation des Hepatitis-B-Virus integriert also im Laufe der Infektion in das Genom der Wirtszelle. Im Gegensatz zu allen anderen bekannten onkogenen Viren zeichnet sich das HBV allerdings durch einige Besonderheiten aus, die das molekularbiologische Verständnis der HBV-assoziierten Leberkarzinogenese bisher erschwert haben:

- Zwischen HBV-Infektion und Leberzellkarzinom-Entstehung liegt im allgemeinen eine Latenzzeit von 20 bis 40 Jahren.
- Damit im Einklang steht die Beobachtung, daß das HBV in der Gewebekultur keine transformierenden Eigenschaften zeigt.
- der Integrationsort im Wirtsgenom ist mehr oder minder zufällig, so daß eine direkte („cis") Aktivierung benachbarter Krebsgene als molekularbiologischer Mechanismus nicht in Frage kommt.
- Das „X-Gen" des HBV kodiert zwar einen sog. „trans"-Aktivator, d. h. es kann unabhängig vom Integrationsort zelluläre Gene (und damit theoretisch auch Krebsgene) aktivieren, weswegen heute die meisten Wissenschaftler einen „trans"-Mechanismus der HBV-assoziierten Leberkarzinogenese für wahrscheinlich halten. Der X-trans-Aktivator ist jedoch bereits im ursprünglichen Virus aktiv (was im Widerspruch zur langen Latenz des Leberzellkarzinoms steht) und außerdem nur in einem Teil der Leberzellkarzinomen gefundenen HBV-Integrate vorhanden.

Im Rahmen eines Forschungsprojektes der Abteilung von Professor Hofschneider am Max-Planck-Institut für Biochemie gelang es den beiden Autoren nun, einen zweiten trans-Aktivator innerhalb des „preS/S-Gens" des Hepatitis-B-Virus zu identifizieren. Im Gegensatz zum X-Gen zeichnet sich dieser neuentdeckte „preS/S-trans-Aktivator" dadurch aus, daß er erst im Zuge der viralen DNA-Integration aktiviert wird, im ursprünglichen Virus also inaktiv ist. Einer der Autoren (A. v. K.) konnte darüber hinaus zeigen, daß der preS/S-trans-Aktivator ein bekanntes zelluläres Krebsgen (c-myc) trans-aktiviert und weiterhin, daß es sich bei dem trans-aktivierenden Faktor um ein verkürztes HBV-Oberflächenprotein (HBsAg) handelt, welches wie normales HBsAg glykosyliert und aus der Zelle ausgeschleust wird.

Diese Befunde könnten sowohl für die Grundlagenforschung als auch für die Klinik von Bedeutung sein:

- Daß der preS/S-trans-Aktivator erst im Verlaufe der chronischen HBV-Infektion durch 3'-Trunkierung eines chromosomal integrierten viralen Gens aktiviert wird, steht im Einklang mit der langen Latenz des Leberzellkarzinoms. Die Aktivierung des Krebsgenes c-myc deutet darüber hinaus auf einen mögli-

chen molekularbiologischen Mechanismus der HBV-assoziierten Onkogenese
hin.
– Da das trans-aktivierende Protein als verkürztes Oberflächenprotein (HBsAg)
glykosyliert und sezerniert wird, kann es theoretisch auch im Blut chronisch
HBV-infizierter Patienten („HBsAg-Träger") nachgewiesen werden. Ob der
Nachweis derartiger verkürzter HBs-Antigene als Parameter für die Früherkennung des HBV-assoziierten Leberkarzinoms geeignet ist, bleibt abzuwarten.

Die nachgewiesene trans-Aktivierung wurde auf dem letzten Cold-Spring-Har-
bor-Symposium der Virologen als Sensation empfunden.
Die Gemeinschaftsleistung ist ein hervorragendes Beispiel für die Bedeutung
molekularbiologischer Prozesse für die Pathogenese bisher nicht oder nur unge-
nügend abgeklärter Krankheiten. Sie verdient daher die einstimmig beschlossene
Auszeichnung mit dem K. H. Bauer-Gedächtnispreis.

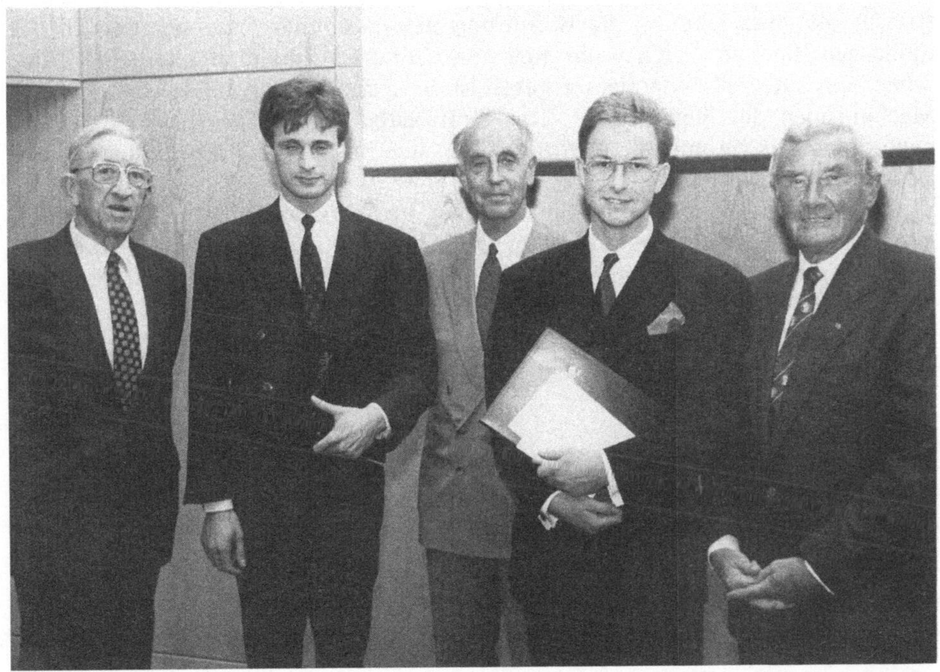

Von links: Bernhard Timm, Alexander S. v. Kekulé, Peter Hans Hofschneider, Wolfgang H. Caselmann, Gotthard Schettler

Dankesworte anläßlich der Verleihung des K. H. Bauer-Gedächtnispreises

Sehr verehrte Frau Bauer, Herr Professor Timm, Herr Professor Schettler, meine Damen und Herren!

Mit Freude und Stolz nehme ich den Karl Heinrich Bauer-Gedächtnispreis entgegen. Von einem chirurgischen Ordinarius gestiftet und an Nachwuchswissenschaftler für ihre molekulare und hepatologische Forschung verliehen, unterstreicht die Auszeichnung die Bedeutung interdisziplinärer Kooperation in der modernen Medizin. Auch wenn eine unmittelbare Anwendbarkeit in der klinischen Praxis derzeit noch nicht gegeben ist, wird die Aufklärung der molekularen Mechanismen der Hepatitis B Virus-vermittelten Leberzellkarzinomentstehung neue diagnostische und therapeutische Ansätze im Umgang mit dieser Erkrankung eröffnen.

Natürlich wurde die ausgezeichnete Arbeit im Team durchgeführt: Mein Dank gilt unserem Leiter der Hepatitisgruppe, Herrn Dr. Rajen Koshy, für Diskussion und Inspiration und meinem Doktoranden, Herrn Markus Meyer, für tatkräftige experimentelle Unterstützung bei der Durchführung.

Vielen Dank!

Wolfgang H. Caselmann

Sehr verehrte Damen und Herren, liebe Kolleginnen und Kollegen!

Als gerade eben so viele lobende Worte über unsere Arbeit und die Preisträger gesprochen wurden, kam mir unwillkürlich ein sonniger Frühlingstag von vor drei Jahren wieder in den Sinn. Damals saß ich mit einem Doktoranden unserer Abteilung, Herrn Jochen Duelli, in einem kleinen Café in der Nähe des Max-Planck-Instituts und diskutierte unsere neuesten Daten:

Wir hatten kurz zuvor zum ersten Mal einen Effekt beobachtet, von dem wir damals ganz sicher waren, daß es sich nur um ein Artefakt, also um einen Fehler in den Versuchsbedingungen handeln könne. Eigentlich nur, um den vermeintlichen Fehler zu eliminieren, hatten wir eine Reihe weiterer Experimente gemacht. Und eigentlich zunächst aus der Not heraus, daß die Daten dann immer noch nicht anderweitig zu erklären waren, stellten wir an diesem schönen Frühlingstag eine gewagte Hypothese auf: Wir vermuteten, daß sich das Oberflächenprotein des Hepatitis-B-Virus, also ein virales Strukturprotein, nach Verkürzung an einem Ende plötzlich in ein Protein mit genregulatorischen Eigenschaften, einen sogenannten „Transaktivator", verwandelt hätte.

Es dauerte dann doch noch fast ein ganzes Doktorandenleben (in diesem Falle mein eigenes), bis aus der am Cafétisch geborenen *idée fixe* schließlich der konkrete molekularbiologische Mechanismus wurde, für den uns heute diese große Ehre zuteil wird.

Diese Arbeit wäre wohl nie zustande gekommen ohne meinen langjährigen Mitarbeiter, Herrn Dr. Ulrich Lauer, der viele entscheidende Experimente und Ideen beigesteuert hat. Auch wenn er heute leider aus Termingründen nicht mit hierher nach Heidelberg kommen konnte, möchte ich ihm an dieser Stelle sehr herzlich für seine Hilfe danken.

Der zweifellos wichtigste „Faktor" (wenn ich das einmal so formulieren darf) für das Gelingen der hier ausgezeichneten Arbeit war jedoch noch ein anderer. Es handelt sich um unseren verehrten Chef und Lehrer, Herrn Professor Peter Hans Hofschneider, der die „fixe Idee" wirklich jahrelang unterstützt hat — obwohl am Anfang keineswegs abzusehen war, ob dabei jemals etwas Brauchbares herauskommen würde oder nicht. Ich möchte Ihnen, Herr Professor Hofschneider, dafür von ganzem Herzen danken.

Bedanken möchte ich mich schließlich auch sehr herzlich bei dem Vergabegremium sowie dem Stifter des Preises, dem Verein zur Förderung der Krebsforschung in Deutschland e. V. Die Vergabe eines derartig gewichtigen Preises an zwei — wohl noch recht junge — Nachwuchswissenschaftler kann jedoch immer nur zum Teil „Belohnung" für bereits Geleistetes sein. Zum anderen, meines Erachtens weitaus wichtigeren Teil, muß ein solcher Preis als Ansporn verstanden werden, als Aufforderung zum Weitermachen auf dem ja eigentlich gerade erst begonnenen Weg. So möchte ich — auch im Namen von Herrn Dr. Caselmann — sagen, daß wir nicht nur den Scheck, sondern auch die mit dieser Auszeichnung verbundene Verantwortung gerne übernehmen — und daß wir auch weiterhin unser Bestes tun werden, um Karl Heinrich Bauers Traum vom „Sieg über den Krebs" seiner Verwirklichung vielleicht ein kleines Stückchen näher zu bringen. Vielen Dank.

Alexander S. v. Kekulé

Krebschirurgie heute

Professor Christian Herfarth

„Ist schon jeder Krebs im Prinzip ein Test auf Krebsverursachung und Krebsentstehung, so ist jede Krebsoperation ein erzwungenes zwar, aber ein de-facto-Expe-
riment der Krebsbehandlung".

So beginnt K. H. Bauer das 13. Kapitel seines Buches „Das Krebsproblem" mit
der Überschrift "Operative Krebsbehandlung". Am Anfang des Kapitels steht jedoch nicht der chirurgische Eingriff und die Besprechung zusätzlicher Verfahren,
sondern K. H. Bauer verweist ausdrücklich auf die so wichtige und notwendige
Datenerfassung in einer Klinik, um über Erfolg und Mißerfolg der verschiedenen
Therapiekonzepte in der Krebschirurgie Aussagen treffen zu können. Statistische
Folgerungen auf der Basis eines großen, aber auch klar beschriebenen und defi-
nierten Krankengutes bilden die Grundlage der Beurteilung und Wertung verschiedener Therapieverfahren. So inaugurierte K. H. Bauer beispielhaft die chirurgische Datenerfassung gleichzeitig als eine chirurgisch-onkologische Qualitäts-
kontrolle und schuf damit die Kernzelle für die große Dokumentationskonzeption
am jetzigen Tumorzentrum Heidelberg-Mannheim.

1963 schreibt K. H. Bauer: „Die Krebschirurgie ist in den letzten 20 Jahren sehr
viel umfassender, zugleich risikenärmer, dadurch wiederum sehr viel radikaler
und alles in allem erfolgreicher geworden."

Dieser Satz gilt für auch die darauf folgenden Jahrzehnte bis heute. Die Zahl
der ernsten und bedrohlichen Komplikationen z. B. in der Speiseröhren-, Magen-
und Dickdarmchirurgie betragen jetzt weniger als ein Zehntel der Zwischenfälle
vor 1960. Hier wirkten sich neben verfeinerter Technik und einem neuen chirur-
gisch-anatomischen Verständnis der Einsatz neuer Techniken, z. B. mikrochirurgischer Verfahren oder automatische Nähapparate, ebenso wie die Integration en-
doskopischer diagnostischer und therapeutischer Verfahren aus. Der additive Gebrauch von radiologischen und interventionellen Techniken und ein weiterent-
wickeltes und verfeinertes pathophysiologisches Verständnis mit einer fortgeschrittenen und optimierten Intensivmedizin in Folge bilden eine zusätzliche Ursache. In den Statistiken mit Überlebenszeiten nach verschiedenen Therapien von
bösartigen Erkrankungen wird dieser Fortschritt der dramatisch gesunkenen
Komplikationsraten und damit auch der Reduzierung der perioperativen Letalität
häufig außer acht gelassen. Heute ist erneut wieder die Frage zu stellen, ob die
Krebschirurgie ein Plateau erreicht hat. Leicht läßt sich dies mit einem Satz von
K. H. Bauer beantworten: „Wer glaubt, die Entwicklung der Chirurgie gehe ihrem
Abschluß entgegen, zeigt damit ein untrügliches Zeichen des Alters." Entscheiden-
de Fortschritte der Krebschirurgie reichen bis in die Gegenwart und weisen auf

weitere faszinierende Entwicklungen hin. Neben den Weiterentwicklungen der chirurgischen Techniken in Verbindung mit zusätzlichen Verfahren und dem weitaus besseren Wissen mit seiner Anwendung in der Intensivtherapie lassen sich die Fortschritte in verschiedenen Gebieten aufzeigen:

- Die *Prävention* und *prophylaktische Chirurgie* spielt eine größere Rolle und wird vermehrt eingesetzt.
- *Neue diagnostische Methoden* erleichtern die Operationsplanung.
- In die *definitive Therapie* werden zusätzliche Verfahren und Behandlungsstrategien mitaufgenommen, die auch bei Hochrisiko-Karzinomerkrankungen und sogar palliativen Situationen das Erfolgsergebnis verbessern können.
- *Mehr oder weniger Radikalität, Zusatzverfahren* und *interventionelle Maßnahmen*, multimodale Therapie, additive Strahlen- und Chemotherapie, oder neue Behandlungsansätze wie z. B. die photodynamische Lasertherapie können eingesetzt werden und die Ergebnisse verbessern.
- Die Frage der *Rehabilitation*, aber auch der Einfluß auf die persönliche Befindlichkeit des Patienten nach Krebsoperation − mit dem Schlagwort „Lebensqualität" belegt − gehört heute mit zu den Therapieplanungen.

Prävention und prophylaktische Chirurgie

Eine Reihe von typischen Präkanzerosen wird chirurgisch behandelt. Die Erkrankungen gehen mit einer hohen Karzinominzidenz einher, erfordern eine Korrektur am gefährdeten Organ − wenn nicht seine Entfernung. Bekannt war dies schon vor Jahrzehnten für den Kryptorchismus. Die Orchidopexie ist so eine Karzinompräventive-Standardoperation. Anderes gilt für das medulläre Schilddrüsenkarzinom bei multipler endokriner Neoplasie (Typ II). Screeninguntersuchungen durch Nachweis einer Calcitoninerhöhung im Pentagastrinstimulationstest lassen frühzeitig die gefährdeten Patienten erkennen und sie einer prophylaktischen Operation zuführen. Die supraradikale Thyreoidektomie mit mikrochirurgischer Dissektion des Lymphknotenkompartments I im kollaren Bereich führt praktisch zur Heilung.

Besonders eindrucksvoll ist die Weiterentwicklung präventiv-prophylaktischer Operationen bei den fakultativen und obligaten Präkanzerosen der schweren ulzerösen Pankolitis und familiären Adenomatosis coli. Zirka 40% der Patienten mit einer Colitis ulcerosa entwickeln bei Vorliegen einer ausgebreiteten rezidivierenden entzündlichen Dickdarmerkrankung im Laufe ihres Lebens ein Karzinom. Die familiäre Adenomatosis coli wird dominant vererbt, aber es ist zu beachten, daß sich 40% − 50% der Fälle mit Adenomatosis coli auch spontan entwickeln. Während bis vor wenigen Jahren die totale Entfernung von Kolon und Rektum unter Anlage eines definitiven endständigen Ileostoma als Behandlung der Wahl aber auch mutilierender Eingriff angesehen und gefürchtet wurde, hat sich im Laufe der 80er Jahre eine entscheidende neue Behandlungskonzeption durchgesetzt, indem die restorative Proktokolektomie in das chirurgische Repertoire mitaufgenommen wurde. Anstelle des verstümmelnden Eingriffs erfolgt jetzt bei den Präkanzerosen des Kolon eine radikale Resektion des Dickdarmes mit einem Teil des Mastdarmes unter Erhaltung des gesamten muskulären Kontinenzorgans, da im distalen Rektum allein die potentiell maligne sich umwandelnde Schleimhaut des Rektum als isolierte Mukosektomie entfernt wird. Funktionserhalt des Schließmuskels wird erreicht. Aus dem terminalen Ileum läßt sich ein Reservoir bilden, das durch Verlängerung des Mesenterium spannungsfrei intrapelvin verlagert und direkt an der Linea dentata des Analkanals angeschlossen werden kann. Erhalt des Kontinenzorgans und Rekonstruktion eines Beutels aus Dünndarm erlauben Kontinenz. Damit wird auch ein Leben ohne Ileostoma möglich.

Die restorative Proktolektomie wird so zum Beispiel rechtzeitiger, heilender radikaler, aber gleichzeitig nicht verstümmelnder Karzinomchirurgie.

Die eigenen Erfahrungen stützen sich jetzt auf über 150 Eingriffe mit intrapelviner Reservoirbildung und direkter analer Anastomose. Die Operation ist aufwendig und der postoperative Verlauf zwischenfallsreich. Die Langzeitergebnisse fallen äußerst befriedigend aus. Alle bisher operierten Patienten äußerten bei späterer Befragung, daß sie sich ohne Zögern diesem Eingriff wieder unterziehen würden, wären sie vor die Wahl gestellt. Diese Aussage ist so aufschlußreich, da jeder der Patienten die Situation des Lebens mit Ileostoma kennt: in der postoperativen Phase der restorativen Proktokolektomie zur Ruhigstellung der analen Anastomose wird ein vorübergehendes Ileostoma für ein bis drei Monate angelegt.

Einfluß neuer diagnostischer Methoden

Die Chirurgie hat *neue diagnostische Methoden* direkt für ihr therapeutisches Repertoire bzw. die operationstaktische Behandlungsplanung akzeptiert. So sind Angiographie und Computertomographie schon jetzt traditionelle, kaum noch zu verzichtende Verfahren. Beide helfen zur Operationsanzeige. Die Angiographie kann durch zusätzliche lokale Embolisierung mit oder ohne Zystostatika das Vorgehen erleichtern. Die Kernspintomographie erlaubt jetzt die dreidimensionale Rekonstruktion und hilft z. B. in der Leberchirurgie zur besseren segmentorientierten Operationsplanung. Die Kombination des bildgebenden Verfahrens mit deutlicher Zuordnung des Befundes und gleichzeitiger Stoffwechselanalyse durch Spektroskopie hilft vielfältig zur Indikation bei Weichteiltumoren oder bei der Frage der Diagnose und Therapie des lokalen Rezidivs z. B. des Kolon- oder Rektumkarzinoms. Mit Hilfe der Positonenemissionstomographie ist es möglich, Rezidive frühzeitiger zu erkennen als mit den traditionellen Verfahren der Immunszintigraphie, Angiographie oder Computertomographie.

Eine kooperative Untersuchung der Chirurgischen Universitätsklinik mit dem Deutschen Krebsforschungszentrum zeigte für die frühzeitige Diagnose eines Rezidivs nach Rektumexstirpation oder -resektion eine hohe Sensitivität von über 90% durch die Positonenemissionstomographie.

Spektroskopische Untersuchungen erleichtern die Erfolgsbeurteilung nach multimodalen chirurgischen Verfahren mit zusätzlicher Chemotherapie und Hyperthermie wie z. B. bei der Extremitätenperfusion. Es ist nicht notwendig, zur Beurteilung des Erfolges die Rezidivlosigkeit über zwei Jahre abzuwarten, sondern schon die Stoffwechseluntersuchung primär belegt das evtl. positive Therapieergebnis.

Definitive chirurgische Therapie

Definitive chirurgische Therapie eines bösartigen Tumors ist unter verschiedenen Blickwinkeln zu sehen. Für viele Krebsoperationen gilt nach wie vor das Prinzip der Radikalität. Das oberste Ziel ist, terminologisch definiert, die RO-Resektion, d. h. das Erreichen des operativen Ziels der makroskopischen und mikroskopischen Tumorfreiheit durch den chirurgischen Eingriff.

So gilt auch heute noch unverändert der klassische Satz von K. H. Bauer aus „Das Krebsproblem", der die Notwendigkeit der totalen Tumorentfernung für das örtlich umschriebene Karzinom beschreibt: „Im Prinzip sollte jede Krebsoperation in des Wortes ursprünglicher und etymologischer Bedeutung eine Radikaloperation sein, d. h., die Operation soll die Krebsgeschwulst mit der Wurzel (radix) sowohl nach der Breite und Länge, wie Tiefe allseits im Gesunden entfernen und damit den Körper wieder krebsfrei machen. Sofern nicht schon vor der Operation eine Metastasierung erfolgt ist, lehrt sie auch die Erfahrung: die Radikaloperation, wo sie anatomisch noch möglich ist, ist tatsächlich gleichbedeutend mit Krebsheilung".

Diese Sätze gelten heute ebenso wie früher für den lokalisierten Tumor mit zentrifugalem Tumorwachstum wie z. B. die Geschwulst des Mastdarmes, des Magens oder der Leber. Der Magen wird als Ganzes entfernt, der Dickdarmanteil entsprechend den Definitionen des Lymphabflusses mit einem weiten Segment unter gleichzeitiger Entfernung der zentralen Lymphabflußgebiete und das Leberkarzinom mit einer weiten antomiegerechten Resektion.

Es muß aber betont werden, daß sich die Definition der Radikalität in der praktischen Ausübung erheblich geändert hat. Dies läßt sich anhand einiger klassischer, radikalitätsbezogener anatomischer Strukturen begründen. Für den Wechsel der Radikalitätsvorstellung am Organ ist das Prinzip der totalen Magenentfernung ein Exempel. Diskontinuierlich wachsende Tumore müssen mitentfernt werden. Lymphabfluß- und Lymphknotenregion erfordern eine neue Zuordnung der Lymphdrainagen in Kompartimenten um das Organ. Die Kompartmentierung der magennahen Lymphknotenregionen in drei Bezirke hat das chirurgische Konzept der Chirurgie des Magenkarzinoms in den letzten zwei Jahrzehnten revolutioniert und zweifelsohne zu erheblich besseren Ergebnissen geführt als in den Jahrzehnten zuvor. Während die traditionelle Magenresektion ohne Berücksichtigung der nicht direkt magennahen Lymphknoten relativ ungünstige 5-Jahresüberlebenszeiten bringt, finden sich weitaus bessere Resultate bei kompartmentgerechter mono bloc-Gastrektomie. Unter der besonderen Situation des distalen kleinen Magenkarzinoms mit guter intestinaler Differenzierung ist auch die subtotale Magenentfernung möglich und gleichzeitig die Lymphdrainage-Kompartment-Operation durchführbar.

Ähnliches gilt für die Beobachtungen in der Kolon-Karzinomchirurgie. Obwohl schon um die Jahrhundertwende auf die Bedeutung des Lymphabflusses und der Lymphknotenregion hingewiesen wurde, ist eigentlich erst in jüngster Zeit die echte wurzelbezogene Dickdarmoperation ein Routineverfahren geworden. Die außerordentlich guten Überlebenszeiten der RO-Resektion beim Kolon und Rektumkarzinom im eigenen Krankengut mit rezidivfreiem 5-Jahres-Überleben von deutlich über 80% sprechen hierfür. Immer wieder ist in diesem Zusammenhang fàszinierend, daß chirurgisch-anatomische Beschreibungen der Jahrhundertwende, wie z. B. die über das Mesorektum, erst in den letzten Jahren sich in der Alltagschirurgie durchgesetzt haben.

Neue *technische Hilfsmittel* erleichtern die chirurgisch-onkologischen Eingriffe. Gerade anhand des Leberkarzinoms läßt sich der intraoperative Einsatz neuer Technologien sehr gut demonstrieren. Gewebszerstörende aber gefäßschonende Schneideverfahren mit Hilfe des Ultraschallmessers oder des gezielten Wasserstrahls (Jet-knife) erlauben blutfreies und gefäßschonendes Operieren, bessere Blutstillverfahren, aber auch der intraoperative Einsatz von Radioisotopen und Erfahrungen aus der extrakorporalen Perfusionsphysiologie der Leber bis hin zur Werkbankchirurgie – der ex situ-Operation – sind hier zu nennen. Die Blutstillverfahren mit Hilfe der Infrarotkoagulation, der Fibrinkleber oder des Einsatzes von Heißluft mit Versiegeln der Leberabsetzungsfläche sind heutzutage nicht mehr wegzudenken. Hierzu gehören auch der Einsatz des Re-Transfusionsgerätes, um während des Eingriffes verlorenes Blut wieder direkt zu transfundieren.

In der Behandlung des Leberkrebses haben sich neue therapeutische Dimensionen durch die gezielte Berücksichtigung der chirurgischen Leberanatomie in der operativen Praxis ergeben. Aber auch Erfahrungen aus der Lebertransplantationschirurgie beeinflussen leberchirurgische Eingriffe. Ausnützung der Ischämietoleranz der Leber, zusätzliche Perfusion, Gefäßersatz am Leberhilus oder Teilresektion der Vena cava gehören hierzu. Die chirurgischen Karzinomeingriffe im Oberbauch haben durch die Transplantationchirurgie auch noch einen neuen Therapie-Horizont eröffnet, in dem die Transplantation bei bestimmten Krebsformen der Leber mit in die Therapieüberlegungen aufgenommen werden. Die Überlebensdaten des Europäischen Lebertransplantationsregisters nach Transplantation wegen eines bösartigen Lebertumors ergeben Dreijahresüberlebensziffern von 30–40%. Auch die eigenen Beobachtungen und Erfahrungen bestätigen diese Daten. Diese Überlebenszeit ist durchaus als ein Fortschritt anzusehen, da die Patienten mit fortgeschrittenen Lebertumoren nur minimale Überlebenschancen von ein und zwei Jahren haben. Allerdings steht einer Ausweitung der Transplantationen bei Tumoren der Leber eine entscheidende Überlegung entgegen:

Das nur relativ geringe Angebot an Spenderlebern sollte für Patienten mit gutartigen aber lebensbedrohlichen inkurablen Lebererkrankungen weitgehend vorbehalten werden, da Heilungen von 70–80% möglich sind. Die Transplantation bei Malignom der Leber sollte heute noch eine Ausnahme bleiben.

Ein besonderer Aspekt onkologischer Chirurgie bildet die Cluster-Transplantation. Sie geht von dem Konzept aus, daß embryologisch definierte Kompartmente im Bereich des Körpers regional Karzinomsitz bzw. Karzinombegrenzung für die Metastasierung darstellen können. Geschwülste des Vorderdarmes (Foregut) im Bereich der Gallenblase, der Gallenwege oder der Bauchspeicheldrüse ließen sich so durch monobloc-Entfernung von Leber, biliärem System, Pankreas, Magen und oberem Dünndarm behandeln und durch monobloc-Transplantation ersetzen. Diese interessante Überlegung hat sich bisher klinisch nicht erfolgreich realisieren lassen. Die lymphatische Ausbreitung der bösartigen Geschwulst respektiert nicht die postulierten Grenzen der tumorösen Ausbreitung. Alle Patienten mit Lymphknoten bzw. Lymphbahnbefall erfuhren ein Karzinomrezidiv. Änderungen der Immunsuppressionstherapie und zusätzliche zytostatische Behandlung können aber vielleicht in Zukunft doch noch einmal zu einer Belebung dieses interessanten Transplantationskonzeptes führen.

Während die Transplantation sich auch als ein Beispiel für die Verfeinerung der operativen Technik in der Onkologie heranziehen läßt, ebenso wie das Prinzip der totalen Organentfernung mit Organsubstitution – am Beispiel des Mastdarmes demonstriert, zeichnen sich Tendenzen ab, daß mikrochirurgische Techniken zunehmend in der chirurgisch-onkologischen Operationsmethodik eine Rolle spielen werden. Am Beispiel der mikrochirurgischen Technik der Halsdissektion beim medullären Schilddrüsenkarzinom nicht nur beim oben schon erwähnten präventiven Eingriff, sondern auch beim fortgeschrittenen Karzinom mit ausgedehntem Lymphknotenkompartmentbefall läßt sich zeigen, daß sich durch die mikrochirurgische Dissektion nach den Kriterien der Tumormarker Tumorfreiheit erreichen läßt.

Lange Operationszeiten von 8 Stunden und mehr sind hierbei Voraussetzung. Es ist davon auszugehen, daß die mikrochirurgische Technik auch im Abdomen an Bedeutung gewinnt. Ein Beispiel der Verfeinerung der Technik ist jedoch auch die Entfernung von multiplen Metastasen der Leber bei gastrointestinalen endokrinen Tumoren.

Wir konnten Erfahrung mit Entfernung von 50 und 60 Lebermetastasen bei Apudomen und ihren Metastasen im Bereich der Leber bei gleichzeitiger Entfernung des Primärtumors sammeln.

Radikalitätsdefinitionen

Der Ausweitung und Verfeinerung des Radikalitätsprinzips steht auf der anderen Seite die Einschränkung der operativen Radikalität für bestimmte Krebsformen wie z. B. dem Mammakarzinom und dem Rektumkarzinom entgegen. Klassisch läßt sich beim Rektumkarzinom belegen, daß durch subtilere Diagnostik mit Hilfe der endoluminalen Sonographie Ausdehnung, Infiltrationstiefe und mit größere Sicherheit Lymphknotenbefall festgelegt und die Indikation zum örtlichen Vorgehen gestellt werden kann und muß. Örtliches Vorgehen mit Hilfe endoskopisch-mikrochirurgischer Techniken ermöglicht die Tumorentfernung unter Sphinktererhaltung. Gerade bei älteren und multimorbiden Patienten mit zusätzlichem Risiko ist dieses Vorgehen wesentlich.

K. H. Bauer konnte seinerzeit diese Entwicklung aufgrund der noch fehlenden technischen Voraussetzungen nicht voraussehen. Hielt er doch im „Das Krebsproblem" fest: „Alle weniger radikalen, insbesondere die für das Rektumkarzinom kontinenzerhaltenden Eingriffe sind vielfach negativ belastet:

a) durch die Insuffizienz bis 50% des kunstvoll erhaltenen Sphinkters,
b) durch Stenose im Nahtbereich,
c) durch Kotfisteln, die sehr viel lästiger sind als ein leicht zu pflegender Anus iliacus,
d) durch die sehr viel häufigeren Anastomosenrezidive – in Wirklichkeit vielfach Implantationsrezidive und Rezidive im kleinen Becken und
e) durch die in der Regel niedrigere Überlebensdauer."

Der Wandel läßt sich hier eindrucksvoll belegen!

Zusatztherapie

Zur modernen Krebschirurgie gehört, zusätzliche Therapien miteinzukalkulieren und fraglich palliative Situationen besonders in das Behandlungskalkül miteinzubeziehen. Es sei erlaubt, zwischen palliativer Situation durch schlechte Prognose wie z. B. beim Oesophaguskarzinom und Pankreaskarzinom (Überlebensdaten von deutlich unter 10% nach 5 Jahren postoperativ) zu unterscheiden und solchen klassischen palliativen Situationen wie der R1- oder R2-Resektion (mikroskopisch oder makroskopisch Tumorrest vorhanden) gegenüberzustellen. Der therapeutische Lösungsversuch liegt in der Aufnahme eines zusätzlichen zytoziden Therapieverfahrens wie der Strahlentherapie und/oder Chemotherapie prä-, intra- oder postoperativ.

Ein typisches Beispiel bildet die präoperative Chemotherapie des Oesophaguskarzinoms. Die Ergebnisse bei sogenannten „Respondern" fallen bei späterer Oesophagektomie günstiger aus. Allerdings zeigen die neuesten Ergebnisse, daß die präoperative Chemotherapie die Komplikationsrate erhöht. Ein weiteres klassisches Beispiel einer multimodalen Therapie weniger unter dem Aspekt der Palliation als der Kuration unter Verkleinerung des Eingriffs mit Erhaltung des Organs ist die präoperative Chemo- und Strahlentherapie beim Analkarzinom, die zur hochgradigen Schrumpfung des Tumors führt und eine lokale Excision erlaubt.

Neue Hoffnungen werden auf die intraoperative Strahlentherapie beim Magen-, Pankreas- und Rektumkarzinom gesetzt. Die Chirurgische Universitätsklinik Heidelberg zusammen mit der Radiologischen Klinik Heidelberg sind in der glücklichen Lage, durch Unterstützung der Deutschen Krebshilfe, vor allen Dingen aber auch durch den „Verein zur Förderung der Krebsforschung", gegründet von K. H. Bauer im Rahmen seiner Planung für das Deutsche Krebsforschungszentrum, die Mittel zur Einrichtung einer intraoperativen Strahlentherapieeinheit erhalten zu haben. So wirkt heute auch die Idee von K. H. Bauer substantiell nach, um Krebstherapie in der Chirurgie weiter zu verbessern. Die bis jetzt vorliegenden Ergebnisse der intraoperativen Strahlentherapie ermahnen zu gedämpftem Optimismus, da unter bestimmten Bedingungen die Therapieergebnisse sich verbessern lassen.

Palliative Chirurgie hat durch die Endoskopische Chirurgie erheblich an Wertigkeit gewonnen, da größere Operationen dem Patienten erspart werden können. Ein klassisches Beispiel ist die Laserchirurgie beim inoperablen, stenosierend wachsendem Rektumkarzinom des hochbetagten Patienten oder der Einsatz dieses Verfahrens beim Speiseröhrenkrebs. In das Gebiet der palliativen Chirurgie gehört auch die zytoreduktive Chirurgie und die rationale Metastasen- und Rezidivchirurgie. Die größten Erfahrungen der operativen Behandlung von Metastasen und Rezidiven liegen in der Behandlung von Lebermetastasen kolorektaler Karzinome vor. Wir haben in den letzten Jahren insgesamt bei über 150 Patienten Lebermetastasen kolorektaler Karzinome reseziert. Die Morbidität und Letalität des Eingriffs war günstig. Die Fünfjahresüberlebensrate beträgt knapp 30% und ist somit deutlich besser als der natürliche Verlauf der Erkrankung erwarten läßt. Die Rezidivchirurgie hat darauf aufmerksam werden lassen, daß nicht ausreichende Primärtherapie automatisch das Rezidiv bedingt. Gerade bei Rezidiven der kolorektalen Karzinome konnte eindrucksvoll belegt werden, daß Nichtberücksichtigung der zugehörigen Gefäßgebiete das lokoregionäre Rezidiv verursachen kann.

Rehabilitation und Lebensqualität

Eine zentrale Frage der modernen Krebschirurgie ist die Frage der chirurgischen Rehabilitation bzw. der Beachtung der Lebensqualität mit Vermeidung des mutilierenden Eingriffs. Dies läßt sich anhand der Untersuchungen der allgemeinen Befindlichkeit eines Patienten nach Karzinomeingriffen gut belegen. Nicht durch den Chirurgen selbst, der durch seinen Therapieoptimismus beeinflußt wird, sondern durch unabhängige Nachuntersucher lassen sich Maßstäbe für die Lebensqualität festlegen und auch aus dieser Perspektive Therapieverfahren werten. Am Beispiel des totalen Magenersatzes durch Bildung eines Magenbeutels mit Hilfe des oberen Dünndarmes ließ sich zeigen, daß postoperativ bzw. in den Jahren danach eine volle Rehabilitation erreicht werden kann. Der Magenlose unterscheidet sich weder subjectiv noch objektiv vom Magenträger.

Ausblick

Zur modernen Krebschirurgie gehört auch die Evaluation neuer Methoden. Wurde gerade die Transplantation und die Ex situ-Operation erwähnt, so ist die photodynamische Therapie ein vollkommen neues Kapitel in der Chirurgie bösartiger Erkrankungen. Aber auch eine Reihe von Zusatzverfahren, die das Immunsystem modulieren, sind von hoher Aktualität. Während die aktive spezifische Immunisierung durch Einsatz abgetöteter immunogen transformierter Tumorzellen ihre Wirkung unter bestimmten Bedingungen beim Kolonkarzinom belegen konnte, ließen sich auch positive Behandlungstendenzen durch den Einsatz der Makrophagenaktivierung belegen. Auch eine lokoregionäre Interleukin 2-Therapie via Milzarterie mit Stimulierung der Killerzellen der Milz läßt sich bei der Behandlung von Lebermetastasen einsetzen. Diese Verfahren sind weitere Beispiele einer Therapie mit Nützung neuer Methoden in Verbindung mit dem chirurgischen Eingriff als multimodales Verfahren.

Der Abschluß dieser Betrachtung soll der mutige Satz von K. H. Bauer sein: „Die Antikrebszukunft hat bereits begonnen."

Wir befinden uns heute noch auf dem Weg in diese Zukunft. Wir können jedoch Arm in Arm mit unseren internistischen Kollegen, unseren Kollegen aus der Pathologie, aber auch vor allen Dingen unseren Kollegen in den Grundlagenwissenschaften folgern: Neues Verständnis der chirurgischen Technik, neues Verständnis der Kooperation, Einsatz multimodaler Verfahren und neue tumorbiologische Vorstellungen zeigen neue Wege in der Tumorchirurgie auf.

Genetische Grundlagen
der Tumor- und Metastasensuppression
bei *Drosophila* und Mensch*

Professor Elisabeth Gateff

Zusammenfassung

Krebs ist ein entwicklungsgenetisches und somit ein Zelldifferenzierungsproblem. Der Differenzierungsvorgang wird durch viele zell- und entwicklungsspezifische Gene gesteuert. Die kausale Beziehung zwischen einer rezessiven Genmutation und der malignen Entartung wurde erstmals bei der Fruchtfliege *Drosophila melanogaster* an einer Reihe von Genen nachgewiesen [21, 22, 36]. Diese mutierten, also funktionslosen Entwicklungsgene zeigen einen rezessiv-letalen Vererbungsmodus. Ihre Wildtyp-Allele sind dominant und unterbinden die maligne Entartung und werden folglich als Tumorsuppressorgene bezeichnet.

Tumorsuppression bei der Maus wurde in den späten 60er Jahren durch Harris et al. [26] und weiter beim Menschen durch Stanbridge [44] in Zellhybriden aus normalen und Tumorzellen nachgewiesen. Knudson [30] postulierte für eine Reihe von Kindestumoren des Menschen einen rezessiven Vererbungsmodus, der durch exzellente Zytogenetik und molekulare Analysen voll bestätigt wurde. Inzwischen liegen das Retinoblastom [14, 32] und das Wilms-Tumorsuppressorgen kloniert vor. Auch bei Tumoren des Erwachsenenalters, wie z. B. dem Colorectalkarzinom [13] und der Neurofibromatose [48, 49], sind Tumorsuppressorgene kloniert worden. Das erste Gen mit einem metastasensupprimierenden Effekt wurde vor einiger Zeit veröffentlicht [46, 47]. Dieser Übersichtsartikel stellt die Errungenschaften dieses Forschungsgebietes kurz dar.

Historische Übersicht

Bereits 1902 bewies Theordor Boveri [6], durch seine genialen Experimente an Seeigeleiern, die Chromosomenkonstanz aller Zellen eines Organismus. In weiterführenden Experimenten induzierte er durch multiple Befruchtung von Seeigeleiern Aneuploidie, die zu drastischen Entwicklungsstörungen führte. Angeregt durch diese Resultate postulierte Boveri 1914 [7] seine Hypothese der Entstehung bösartiger Tumore durch chromosomale Aberrationen. Kurz darauf [1922] schlug der *Drosophila*-Genetiker Thomas H. Morgan [36] vor, daß Genmutationen zu pathologischen Entwicklungsvorgängen in kausaler Beziehung stehen. Ganz besonders klar stellte er diese Beziehung am Beispiel einer rezessiven Mutation eines

* Dieser Beitrag wurde bereits veröffentlicht im Zentralblatt der Chirurgie 115 (1991) 423–431. J.A. Barth, Leipzig.

geschlechtsgekoppelten Gens dar, die Blutzellenentartung bedingte. Somit hatten Morgan und seine Mitarbeiter Bridges und Stark [45] unwissentlich das erste Tumorsuppressorgen entdeckt.

Wie der Name es bereits andeutet, wirken die Wildtyp-Allele dieser Gene tumorsupprimierend. Da sie Differenzierungsvorgänge in bestimmten Zellen steuern, bedingt eine Mutation in einem derartigen Gen Funktionsausfall und folglich Differenzierungsunfähigkeit der Zellen. Zellen, die ihre Entwicklungsbestimmung nicht erreichen, exprimieren nur noch das reduzierte Programm einer undifferenzierten Zelle, nämlich unbegrenztes und autonomes Wachstum.

In der zweiten Hälfte der sechziger Jahre kamen aus drei unabhängigen Richtungen die ersten Hinweise für die Existenz von Tumorsuppressorgenen: (i) 1967 wurde bei *Drosophila* eine Mutante gefunden, die im larvalen Gehirn ein malignes Neuroblastom und Epithelialtumore entwickelte [21, 22]; (ii) Harris und seine Mitarbeiter [26] konnten in Mäusezellhybriden Tumorsuppression nachweisen und schlossen, daß das Gen der normalen Zelle das defekte Gen der Tumorzelle komplementieren kann. Später gelang es Stanbridge [44], auch in menschlichen Zellhybriden Tumorsuppression aufzuzeigen; (iii) den dritten Hinweis lieferte Knudson [30], der für das erbliche Retinoblastom des Menschen zwei unabhängige Mutationsereignisse forderte. Hinweise für die Richtigkeit dieser Forderung lieferten zunächst zytogenetische Untersuchungen an einer Reihe von Tumorsuppressorgenen (Tabelle 1).

Mittlerweile wurden durch die Entdeckung der viralen Oncogene und ihrer zellulären Homologen [4] genetische Faktoren mit der Krebsentstehung in kausale Beziehung gebracht. Obwohl es später klar wurde, daß die dominanten, zellulären Oncogene bei der malignen Zellentartung keine ursächliche Funktion haben, trugen sie dennoch zur breiten Akzeptanz der Oncogenetik und darüber hinaus der

Tabelle 1. Cytogenetische Lokalisierung einiger Tumor- und Metastasesuppressorgene

Bezeichnung des Tumors	Cytogenetische Lokalisierung
Wilms' Tumor	11p13; 11p15
Retinoblastom	13q14
Osteosarkom	13q14; 17p
Neuroblastom	1q11; 14q; 17
Glioblastom	10; 17p
Blasenkarzinom	9q; 11p; 17p
Mammakarzinom	1q; 11p; 13q; 17p
Colorectal-Karzinom	5q; 17p12; 18q21
Multiple endocrine Neoplasie Typ 1	11q
Typ 2	1p; 10; 22
Melanom	1; 6
Myeloische Leukämie	5q
von Recklinghausen Neurofibromatose 1	17q11,2; 22q11
non-metastatic 23 (nm 23)	11

Pathogenetik bei. In den folgenden Ausführungen sollen zunächst die *Drosophila* Tumorsuppressorgene besprochen werden, gefolgt von einigen Tumorsuppressorgenen beim Menschen. Am Ende wird dann das erste Metastasensuppressorgen vorgestellt.

Tumorsuppressorgene der Fruchtfliege

Bei der Fruchtfliege kennen wir z. Zt. 20 rezessiv-letale Tumorsuppressorgene, die im homozygot mutanten Zustand zur malignen Entartung bestimmter Zelltypen führen [15 – 18, 20].

Die folgenden Tumortypen konnten charakterisiert werden: (i) maligne Neuroblastome im larvalen Gehirn; (ii) maligne Epithelialtumore der Primordien für das adulte Integument; (iii) maligne Blutzelltumore; und (iv) benigne Keimbahntumore. Mit Ausnahme der benignen Keimbahntumore, die im adulten Tier auftreten, entstehen die restlichen Tumorarten in der Larve.

Sämtliche Tumorsuppressorgenmutationen sind rezessiv und werden in Stämmen über unzählige Generationen gezüchtet. Die Leichtigkeit des Züchtens, gekoppelt mit den Vorteilen einer kurzen Generationszeit von nur 11 Tagen, ermöglicht es in vorzüglicher Weise, am Fruchtfliegentumormodell die ursächlichen genetischen Faktoren bei der Tumorentstehung zu studieren.

Am Beispiel der Mutante *lethal(2)giant larvae (1(2)gl)* werden im folgenden sowohl das maligne Neuroblastom als auch die Epithelialtumore der Imaginalscheiben erläutert [21, 22]. Wie der Name es besagt, sind die homozygoten Tumorlarven im Vergleich zu normalen Larven größer und transparenter (Abb. 1a, b). Sie sterben um die Zeit der Verpuppung an den Folgen eines Neuroblastoms, das sich im Gehirn entwickelt (Abb. 1c – f) und an den Epithelialtumoren, die in den sogenannten Imaginalscheiben entstehen (Abb. 1d).

Die Tumore zeigen alle Eigenschaften bösartiger Wucherungen, wie z. B. autonomes, invasives und letales Wachstum *in situ* in der Larve und nach Verpflanzung in einen normalen Wirt. Des weiteren sind die Zellen differenzierungsunfähig und weisen eine Reihe typischer histologischer und feinstruktureller Veränderungen auf. Ein histologischer Vergleich des mutanten mit dem normalen Gehirn zeigt im tumorösen Gehirn eine stark veränderte innere Morphologie (Abb. 1e). Im normalen Gehirn befinden sich in der Rinde die Zellkörper der Neuronen und im zentralen Neuropil deren Axone (Abb. 1f). Im lateralen Bereich sind die presumptiven, adulten optischen Zentren zu sehen, die aus peripher angeordneten optischen Neuroblasten und zentralen Ganglionmutterzellen bestehen. Während der Metamorphose in der Puppe differenzieren sich die Ganglionmutterzellen zu optischen Neuronen. Im Vergleich dazu ist im mutanten Gehirn (Abb. 1e) diese Anordnung nicht zu beobachten. Die entarteten, differenzierungsunfähigen optischen Neuroblasten und Ganglionmutterzellen zerstören durch ihr unbegrenztes invasives Wachstum alle Gehirnstrukturen und führen zur zwei- bis dreifachen Vergrößerung des mutanten Gehirns (Abb. 1d, e).

Ein ähnlich abnormes Wachstum finden wir auch in den mutanten Anlagen für das adulte Integument, den sogenannten Imaginalscheiben. Normale Imaginalscheiben haben ein wohlgeordnetes einzelliges Epithel (Abb. 1c). Die mutanten

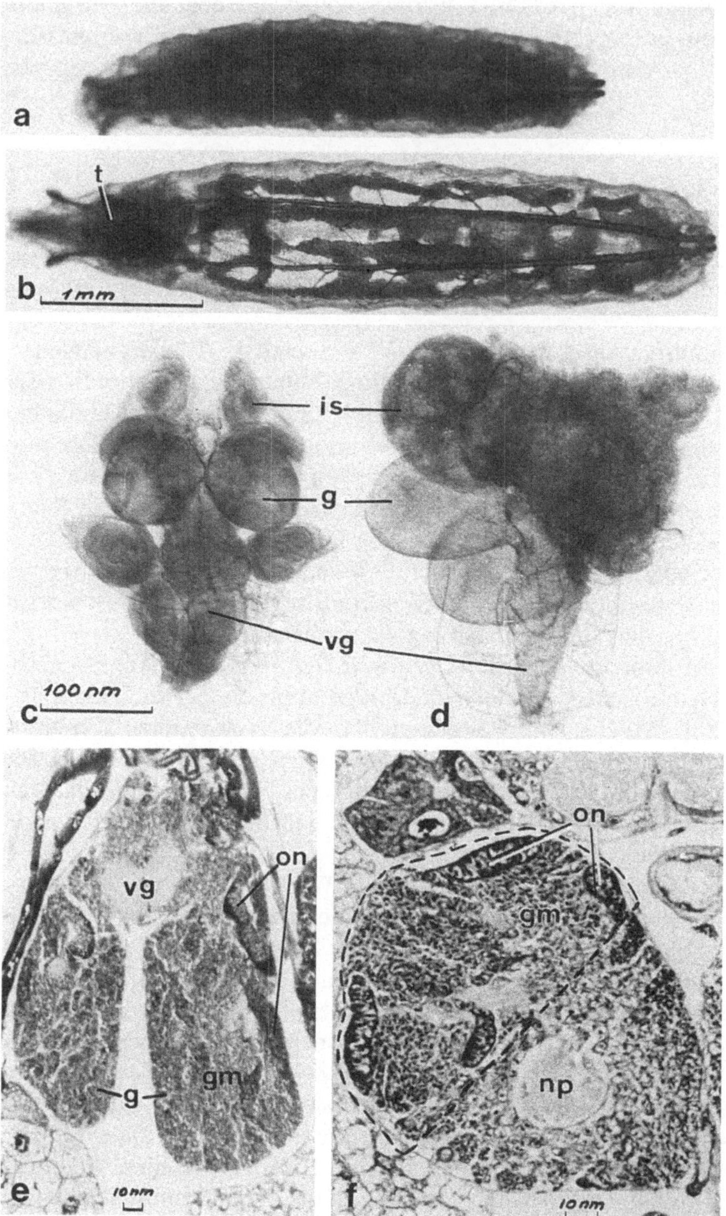

Abb. 1. Totalpräparate *a.* einer ausgewachsenen Wildtyp Larve, *b.* einer *l(2)gl* mutanten Larve. Beachte die Größe, Transparenz und den Tumor (t) der mutanten Larve. *c, d.* Totalpräparat des Gehirn- (*g*) und Ventralganglionkomplexes (*vg*) mit Imaginalscheiben (*is*) einer normalen (*c*) und mutanten Larve (*d*). *e. f.* Histologische Schnitte durch mutante und Wildtyp-Gehirnhemispheren (g). Vergleiche das durch das Neuroblastom veränderte mutante Gehirn in *e* mit den geordneten Strukturen des normalen Gehirns, insbesondere den optischen Anlagen umrandet durch die gestrichelte Linie. *fk*, Fettkörper; *g*, Gehirn; *gm*, optische Ganglionmutterzellen; *np*, Neuropil; *on*, optische Neuroblasten; *sp*, Speicheldrüsen; *vg*, ventrales Ganglion; *t*, Tumor.

Imaginalscheiben zeigen dagegen einen stark veränderten äußeren und inneren Bau (Abb. 1 d) und das Unvermögen sich zu differenzieren, sowohl *in situ* als auch nach Transplantation in einen normalen Wirt.

Die molekulare Analyse dieses Gens ist bereits weit fortgeschritten. Es kodiert für ein 127 kD Protein, dessen Funktion z. Zt. ermittelt wird [28, 29, 34, 35, 38].

Wir kennen sechs mutierte Gene, die Blutzelltumore in der Larve verursachen. Im normalen hämatopoietischen Organ entstehen zwei Blutzelltypen: (i) Makrophagen-ähnliche, phogozytäre Blutzellen, die sogenannten Plasmatozyten und (ii) Koagulozyten-ähnliche Zellen, die als Kristallzellen bezeichnet werden [41]. Die Bezeichnung Plasmatozyte ist irreführend, da bei *Drosophila* Antikörper produzierende Plasmazellen fehlen. Sie wurde in den 30er Jahren fälschlicherweise eingeführt und hat sich bis heute hartnäckig behauptet. In allen sechs Bluttumormutanten sind die Plasmatozyten entartet. Während bei der normalen Hämatopoiese nur bei Bedarf Blutzellen aus dem hämatopoietischen Organ entlassen werden, strömen aus den mutanten hämatopoietischen Organen ständig tumoröse Plasmatozyten in die Hämolymphe und bewirken somit eine stark erhöhte Blutzellzahl [42, 43]. Die tumorösen Plasmatozyten, unfähig „eigen" von „fremd" zu unterscheiden, dringen in die Wirtsgewebe ein und phagozytieren alle Zellen und Gewebe. Im prämortalen Stadium stellen die Larven einen „Sack" voller Blutzellen dar. Für zwei dieser Mutanten liegen Klone aus den entsprechenden Genregionen vor und es bleibt der nahen Zukunft vorbehalten, die Gene molekular und in ihrer Funktion zu charakterisieren (G. Becker, L. Konrad, G. Schuler, E. Gateff, unveröffentlicht).

Besonders interessante benigne Tumore entwickeln sich in der Keimbahn von sechs unterschiedlichen Mutanten [18]. Eine davon, die sogenannte *benign (2)gonial cell neoplasm (b(2)gcn)* Mutation soll hier näher vorgestellt werden, da sie, im Gegensatz zu den restlichen fünf Mutationen, die nur die weibliche Keimbahn betreffen, in den Gonaden beider Geschlechter einen benignen Keimbahntumor verursacht. Die normale Entwicklung der Keimzellen beginnt mit den Urkeimzellen, die bereits im Embryo ausgesondert werden. Aus Oogonien und Spermatogonien, die daraus entstehen, differenzieren sich im adulten Tier Eier bzw. Spermien. In der *b(2)gcn* Mutante ist dieser Differenzierungsvorgang bereits im Oogonien- bzw. Spermatogonienstadium unterbrochen. Die weibliche und männliche Gonade füllt sich im Laufe von sieben Tagen mit Millionen teilungsfähiger Oogonien- respektive Spermatogonienzellen. Auch für dieses Gen haben wir aus der Genregion Klone isoliert und erwarten in Kürze seine Klonierung (M. König, S. Kaiser, U. Protin, E. Gateff, unveröffentlicht).

Die hier vorgestellten *Drosophila* Tumorsuppressorgene zeigen eindeutig, daß jeweils eine rezessive Genmutation im homozygoten Zustand zur Entartung eines spezifischen Zelltyps führt. Ganz besonders soll hervorgehoben werden, daß diese Gene im normalen Zellgeschehen Differenzierungsschritte einleiten. Der Ausfall ihrer Funktion, und folglich des Differenzierungsvermögens der Zellen, führt zu einem autonomen, invasiven und letalen neoplastischen Wachstum.

Die Klonierung dieser Gene und die Ermittlung ihrer Funktion bei *Drosophila* soll ferner klären, ob entsprechende homologe Gene mit ähnlichen Funktionen auch auf den Genomen höherer Tiere und dem des Menschen vorliegen.

Tumorsuppressorgene des Menschen

Nachdem Stanbridge [44] in menschlichen Zellhybriden Tumorsuppression zeigen konnte, und Knudson [30] für die Entartung eines Retinoblasts zwei Mutationsereignisse forderte, waren die Weichen gestellt und das Interesse für Tumorsuppressorgene beim Menschen geweckt. Als erstes wurde das menschliche Retinoblastomgen kloniert, das mit einer Häufigkeit von 20 Fällen in 100000 Geburten vorkommt. Zytogenetische Untersuchungen von Familien mit gehäufter Retinoblastominzidenz zeigten in 5% der Fälle in den Tumorzellen eine homozygote Deletion auf dem langen Arm des Chromosoms 13, während in den nichttumorösen Zellen Heterozygotie beobachtet wurde [37; Tabelle 1]. Die zytogenetischen Resultate, zusammen mit den molekularen Pionierarbeiten des Augenarztes Thadeus Dryja, ebneten den Weg für das molekulare Klonieren des Retinoblastomgens [12, 14, 32].

Die molekulare Analyse zeigte eine Rb1-Genregion von 200000 Basenpaaren (Bp), die in 27 Exons und 26 Introns unterteilt ist, und die für eine 4800 Bp lange mRNA kodiert. Das im Nukleus lokalisierte, 105 kD schwere *Rb1*-Protein wird konstitutiv in den meisten Zellen *in vivo* und *in vitro* exprimiert [2, 33].

Immunologische Studien bewiesen aber, daß das *Rb1*-Genprodukt in Retinoblastomzellen fehlt. Das Wildtyp *Rb1*-Gen in Retinoblastomzellen durch Transfektion eingeführt bewirkt Tumorsuppression [27]. In den verschiedenen Stadien des Zellzyklus zeigt das *Rb1*-Protein unterschiedliche Phosphorylierungsgrade, was den Schluß zuläßt, daß es hier eine Kontrollfuktion haben könnte [8, 11]. Während der G1-Phase liegt es als nicht phosphorylierte, inaktive Form vor. Der Übergang von der *G1*- zur *S*-Phase wird durch die *Rb1*-Phosphorylierung eingeleitet [8, 11].

Retinoblastompatienten, die überleben, entwickeln oft im Pubertätsalter ein Osteosarkom, was zeigt, daß das *Rb1*-Gen auch in anderen Tumorzellen inaktiviert vorliegen kann. Untersuchungen in dieser Richtung wurden z. B. an Prostatakarzinomzellen durchgeführt, wobei gezeigt werden konnte, daß der Austausch des mutierten durch ein normales *Rb1*-Gen das tumoröse Wachstum der Prostatazellen supprimierte [5].

Das Retinoblastom und die *Drosophila* Tumore beruhen auf der Inaktivierung eines einzigen Tumorsuppressorgens. In anderen Krebsarten schien die Situation komplexer zu sein. Dort ist der Funktionsverlust mehrerer Tumorsuppressorgene, zusammen mit der Aktivierung dominanter, zellulärer Oncogene, Voraussetzung für die maligne Entartung, wie z. B. beim Brustkarzinom, dem Kleinzell-Lungenkarzinom, und dem Colorectalkarzinom.

Das Colorectalkarzinom ist der genetisch und molekular am besten untersuchte menschliche Tumor. Da die einzelnen Stadien der Tumorprogression in einem Patienten klar unterscheidbar sind, war es möglich, den Funktionsausfall von Tumorsuppressorgenen, aber auch die Aktivierung von zellulären Oncogenen, exakt mit einem der Progressionsstadien kausal in Verbindung zu bringen [13]. So fand man in 35% der Fälle mit hyperplastisch veränderter Mucosa einen Verlust von genetischer Information in der Region 5q21-q22 auf Chromosom 5 (Tabelle 1). In mehr als 70% der Adenom-Stadium-III-Fälle waren Deletionen in 17p12-p13 zu beobachten. Ähnlich hoch war der Verlust an genetischem Material in der Chromosomenregion 18q21 von Adenomen des Stadiums II. Neben der Inaktivierung durch Deletion oder Mutation von Tumorsuppressorgenen zeigten 40–50% aller Fälle ein aktiviertes, zelluläres *Ki-ras* Oncogen. Somit scheint die Dickdarm-Tumorprogression auf einer stadienspezifischen Anhäufung von genetischen Veränderungen zu beruhen.

Einer der zwei stadienspezifischen Genfunktionsverluste konnte mit dem Tumorsuppressorgen *p53* in Verbindung gebracht werden [1]. Neben einem generellen DNA-Bindungsvermögen ist die Funktion dieses Proteins z. Zt. noch nicht geklärt. Ein zweites Tumorsuppressorgen aus der 17p Chromosomenregion wurde vor kurzem kloniert [13]. Als *Deficient in Colorectal Carcinom* (DCC) bezeichnet, kodiert dieses Gen für ein Oberflächenglycoprotein, das zu den neuronalen „cell adhesion molecules" (N-CAM) Sequenzhomologien aufweist.

Das *DCC* Gen wird in normalen Geweben exprimiert, ist jedoch stark reduziert oder fehlte gänzlich im Colorectal-Karzinom, was eindeutig für seine Tumorsuppressorfunktion spricht. Die mögliche Funktion des *DCC* Proteins in der Zelladhäsion, abgeleitet durch seine Homologie zu *N-CAM*, ist aufregend, da bekanntlich maligne Zellen die Kontakte zueinander weitgehend verlieren.

Im August 1990 publizierten zwei unabhängige Arbeitsgruppen das Klonieren des von Recklinghausen-Neurofibromatose-Typ1-Tumorsuppressorgens [NF1; 48, 49], das außergewöhnlich oft in allen Rassen und menschlichen Populationen vorkommt (1/3500 Neugeborene). Das auf dem langen Arm des Chromosoms 17 lokalisierte *NF-1* Gen (Tabelle 1) kodiert für eine 13 kB lange mRNA, die ubiquitär exprimiert wird. Das Sequenzieren der *NF1*-cDNA läßt auf ein Peptid von ca. 2500 Aminosäuren schließen. Der Sequenzvergleich des *NF1*-Peptids mit menschlichen und bovinen homologen Sequenzen weist auf eine mögliche Funktion als GTPase aktivierendes Protein [GAP; 49]. *GAP* ist ein überall vorkommendes Protein, das an G-Proteinen gebundenes *GTP* hydrolysiert. G-Proteine ihrerseits sind membranständige Proteine, die GTP binden und bei der Signalübertragung und der Wachstumskontrolle der Zelle eine zentrale Aufgabe erfüllen [24].

Das Metastasensuppressorgen nm23

Die tödliche Wirkung entarteter Zellen beruht auf ihrem Vermögen zu metastasieren. Sind für dieses Zellverhalten auch genetische Veränderungen Voraussetzung und welcher Natur sind sie? Seit ungefähr drei Jahren kann auf diese wichtige Frage eine erste Antwort gegeben werden. Steeg et al. [46, 47] fanden in Mäusemelanomzellen mit unterschiedlicher Metastasenpotenz ein Gen, das in Zellen mit geringem Metastasevermögen stark exprimiert wird und somit den Metastasevorgang supprimieren müßte, dagegen in metastasierenden Zellen fehlt. Alsbald wurde das menschliche homologe Gen identifiziert.

Eine erste Studie von 25 Brustkrebspatientinnen, die Steeg und ihre Kollegen durchführten, zeigte, daß der Ausfall der Genfunktion stets mit einer schlechten Krankheitsprognose einherging. Das Gen wurde als *non-metastatic 23 (nm23)* bezeichnet und gehört somit zur Familie der Gene, die eine negative d. h. supprimierende Wirkung auf den Metastaseprozeß ausüben.

Durch das Zusammenkommen wissenschaftlicher Ergebnisse aus zwei unterschiedlichen Forschungsgebieten ist nun der Weg geöffnet, um die Funktion des *nm23* Gens zu erfassen. Die beiden Systeme, deren Ergebnisse zur Aufklärung der möglichen *nm23* Genfunktion entscheidend beitrugen, sind die Fruchtfliege *Drosophila melanogaster* und *Dictyostelium discoideum*, eine Bodenamöbe. Das rezessive Fruchtfliegengen *abnormal-wing-disc(awd)* verursacht im homozygot mutierten Zustand letale Defekte der Imaginal-Scheiben [9, 10].

Ein Vergleich der Aminosäuresequenzen des *nm23* mit dem *awd* Protein zeigte überraschend eine 70%ige Übereinstimmung. Aufschluß über die mögliche Funktion des Proteins lieferte die Bodenamöbe *Dictyostelium*. Auf der Suche nach Genen, die für GTP bindende Proteine kodieren, fanden Veron und seine Kollegen anstelle eines G-Protein Gens ein Gen, das für ein GTP synthetisierendes Enzym kodiert, nämlich für eine Nucleosid-Diphosphatkinase [NDK; 31]. Das Protein ist zu 62% identisch mit dem *nm23* Protein. Somit ist eine mögliche Funktion für das menschliche *nm23* Protein als ein Glied im Signalübertragungsmechanismus der Zelle gegeben. Bei *Drosophila* konnte inzwischen für das *awd* Genprodukt eine NDP-Kinasefunktion nachgewiesen werden [3]. Obwohl dies für das *nm23* Protein noch nicht direkt feststeht, weisen einige indirekte Befunde darauf hin, daß *nm23* auch eine *NDP*-Kinase sein könnte. NDP-Kinasen wurden lange Zeit als Haushaltsenzyme betrachtet, die GDP und GTP Nucleoside synthetisieren [39]. Entgegen dieser ursprünglichen Annahme kommen ihnen wichtige Funktionen auch bei der Signalübertragung und bei der Aufrechterhaltung der Zellform und Polarität zu. Bei der Übertragung von Hormon- und Wachstumssignalen spielen G-Proteine eine wichtige Rolle. Sie liegen in der Zellmembran in enger räumlicher Beziehung zu Rezeptoren und übertragen das betreffende Signal von der Zelloberfläche in das Zellinnere. Dabei benötigen sie Energie, die durch die Spaltung von GTP zu GDP frei wird. Es wird nun angenommen, daß NDP-Kinasen das GDP zu GTP regenerieren und auf diese Weise die Funktion von G-Proteinen gewährleisten.

Dabei ist ersichtlich, daß eine Mutation in einem NDP-Kinase-Gen zur Störung der Signalübertragung führen muß und somit zu einem unregulierten, autonomen neoplastischen Wachstum. Eine zweite, näherliegende Möglichkeit für eine *nm23* Funktion während der Metastasierung wäre die bereits bekannte Bindung von NDP-Kinase an Microtubuli, die bekanntlich für die Aufrechterhaltung der Zellform verantwortlich sind. Der Ausfall der *nm23* Funktion würde einen Zusammenbruch des Zellskeletts bedingen und dadurch zu einer stark verformbaren und beweglichen Zelle führen.

Schlußbemerkungen

Die Entdeckung rezessiver Tumor- und Metastasensuppressorgene, die primär und ursächlich mit der Entartung oder dem Metastaseverhalten von Zellen in Verbindung gebracht werden können, stoßen auf weites Interesse, nicht nur in medizinischen Kreisen, sondern vor allem in der zellbiologischen Grundlagenforschung. Die Erkenntnis, daß diese Gene Differenzierungsvorgänge steuern, verlegt das biologische Denken von der Ebene der Zellteilungskontrollvorgänge auf die Kontrollvorgänge der Differenzierung. Krebs wird vermehrt als ein Zelldifferenzierungsproblem angesehen [15—18, 25]. Insbesondere zeigen die *Drosophila* Tumorsuppressorgene, daß die maligne Entartung mit dem Ausfall eines Differenzierungsschritts und nicht mit der Stimulierung der Zellteilung kausal in Verbindung steht.

Eine weitere Einsicht, die uns *Drosophila* vermittelt, ist ferner, daß der Ausfall nicht jeden Gens, das in der Differenzierung gebraucht wird, zu Tumoren führt.

Unter den 5000 bis 10000 Genen der Fruchtfliege sind es z. Zt. nur 20 Gene, deren Funktionsausfall die Entartung eines bestimmten Zelltyps bewirkt. Das Wissen über die Funktion dieser Gene während der Differenzierung soll folglich Aufschluß über den primären Schritt der Zellentartung liefern. Auch beim Menschen sind bereits eine Reihe solcher Gene identifiziert worden, die höchstwahrscheinlich auch hier auf eine vergleichsweise kleine Zahl an Genen begrenzt bleiben wird. Krebs ist nach den Erkenntnissen, die uns diese Gene lehren, eine Krankheit der Zelldifferenzierung. — *Diese Aussage ist die schönste Bestätigung der K. H. Bauerschen Grundkonzeption vom Wesen des „Krebses" als Folge einer Gen-Störung!*

Literatur

1. Baker, S. J.; Fearon, J. M.; Nigro, E. R.; Hamilton, S. R.; Preisinger, A. C.; Jessup, J. M.; van Tuinen, P.; Ledbetter, D. H.; Barker, D. F.; Nakamura, Y.; White, R.; Vogelstein, B.: Chromosome 17 Deletions and p53 Gene Mutations in Colorectal Carcinomas. Science 24 (1989) 217—221.
2. Bernards, R.; Schackleford, G. M.; Gerber, M. R.; Horowitz, J. M.; Friend, S. H.; Schartl, M.; Bogenmann, E.; Rapaport, J. M.; McGee, T.; Dryja, T. P.; Weinberg, R. A.: Structure and expression of the murine retinoblastoma gene and characterization of its encoded protein. Proc. Natl. Acad. Sci. USA 86 (1989) 6474—7478.
3. Biggs, J.; Hersperger, E.; Steeg, P. S.; Liotta, L. A.; Shearn, A.: A *Drosophila* gene, which is homologous to a mammalian gene associated with tumor metastasis, codes for nucleoid diphosphate kinase. Cell (1990) 11/30/90.
4. Bishop, J. M.: The Molecular Genetics of Cancer. Science 235 (1987) 305—311.
5. Bookstein, R.; Shew, J.-Y.; Chen, P.-L.; Scully, P.; Lee, W.-H.: Suppression of Tumorigenicity of Human Prostate Carcinoma Cells by Replacing a Mutated RB Gene. Science 247 (1990) 712—715.
6. Boveri, Th.: Über mehrpolige Mitosen als Mittel zur Analyse des Zellkerns. Würzburg, 1902.
7. Boveri, Th.: Zur Frage der Entstehung maligner Tumore. Gustav Fischer, Jena, 1914.
8. Cooper, J. A.; Whyte, P.: RB and the Cell Cycle: Entrance or Exit? Cell 58 (1989) 1009—1011.
9. Dearolf, J. C. R.; Hersperger, E.; Shearn, A.: Developmental consequences of awd^{b3}, a cell-autonomous lethal mutation of *Drosophila* induced by hybrid dysgenesis. Dev. Biol. 129 (1988) 159—168.
10. Dearolf, J. C. R.; Tripoulas, N.; Biggs, J.; Shearn, A.: Molecular consequences of awd^{b3}, a cell-autonomous lethal mutation of *Drosophila* induced by hybrid dysgenesis. Dev. Biol. 129 (1988) 169—178.
11. DeCaprio, J. A.; Ludlow, J. W.; Lynch, D.; Furukawa, Y.; Griffin, J.; Piwnica-Worms, H.; Huang, Ch.-M.; Livingston, D. M.: The Product of the Retinoblastoma Susceptibility Gen has Properties of a Cell Cycle Regulatory Element. Cell 58 (1989) 1085—1095.
12. Dryja, T. P.; Rapaport, J. M.; Joyce, J. M.; Petersen, R. A.: Molecular detection of deletions involving band q^{14} of chromosome 13 in retinoblastomas. Proc. Natl. Acad. Sci. USA (1986) 7391—7394.
13. Fearon, E. R.; Cho, K. R.; Nigro, J. M.; Kern, S. E.; Simons, J. W.; Ruppert, J. M.; Hamilton, S. R.; Preisinger, A. C.; Thomas, G.; Kinzler, K. W.; Vogelstein, B.: Identification of a Chromosome 18q Gene that is Altered in Colorectal Cancer. Science 247 (1990) 49—56.
14. Friend, S. H.; Bernards, R.; Rogelj, S.; Weinberg, R. A.; Rapaport, J. M.; Albert, D. M.; Dryja, T. A.: A human DNA segment with properties of the gene that predisposes to retinoblastoma and osteosarcoma. Nature 323 (1986) 643—646.

15. Gateff, E.: Malignant and benign neoplasms of *Drosophila*. In: The Genetics and Biology of Drosophila. Vol. 2b. Hrsg.: Ashburner, M., Wright, T.R.F.: Academic Press, London 1978. S. 181–261.
16. Gateff, E.: Malignant Neoplasms of Genetic Origin in the fruit fly *Drosophila melanogaster*. Science 200 (1978) 1448–1459.
17. Gateff, E.: The genetics and epigenetics of neoplasms in *Drosophila*. Biol. Rev. 53 (1978) 123–168.
18. Gateff, E.: Cancer, genes and development – the *Drosophila* case? (review) In: Advances of Cancer Research. Vol. 37. Hrsg.: Weinhouse, S., Klein, G.: Academic Press, London 1982. S. 33–69.
19. Gateff, E.: Gonial Cell neoplasm of genetic origin affecting both sexes of *Drosophila melanogaster*. In: Progress in Clinical and Biological Research. Vol. 85, Embryonic Development, Part B: Cellular Spects. Hrsg.: Burger, M.M., Weber, R.: Alan R. Liss, New York 1982. S. 621–632.
20. Gateff, E.; Mechler, R.M.: Tumor-suppressor genes of *Drosophila melanogaster*. In: Critical Reviews in Oncogenesis. Vol. 1. Hrsg.: Pimentel, E.: CRC Press Inc., Miami 1989. S. 221–245.
21. Gateff, E.; Schneiderman, H.A.: Developmental studies of a new mutant of *Drosophila melanogaster* lethal malignant brain tumor $l(2)gl^4$. Am. Zool. 7 (1967) 760.
22. Gateff, E.; Schneiderman, H.A.: Neoplasms in mutant and cultured wild-type tissues of *Drosophila*. Natl. Cancer Inst. Monogr. 31 (1969) 365–395.
23. Gateff, E.; Schneiderman, H.A.: Developmental capacities of benign and malignant neoplasms of *Drosophila*. Wilhelm Roux Arch. Entwicklungsmech. Org. 176 (1974) 23–65.
24. Hall, A.: The Cellular Function of Small GTJP-Binding Proteins. Science 249 (1990) 635–640.
25. Harris, H.: The role of differentiation in the suppression of malignancy. J. of Cell Sci. 97 (1990) 5–10.
26. Harris, H.; Miller, O.J.; Klein, G.; Worst, P.; Tachibana, T.: Suppression of Malignancy by Cell Fusion. Nature 223 (1969) 363–368.
27. Huang, H.-J.S.; Yee, J.-K.; Shew, J.-Y.; Chen, P.-L.; Bookstein, R.; Friedman, Th.; Lee, E.Y.-H.-P.; Lee, W.-H.: Suppression of the neoplastic phenotype by replacement of the RB gene in human cancer cells. Science 242 (1988) 1563–1566.
28. Jacob, L.; Opper, M.; Metzroth, B.; Phannavong, B.; Mechler, B.M.: Structure of the *l(2)gl* gene of *Drosophila* and delimitation of its tumor suppressor domain. Cell 50 (1987) 215–225.
29. Klämbt, C.; Schmidt, O.: Developmental expression and tissue distribution of the *lethal(2)giant larvae* protein of *Drosophila melanogaster*. EMBO J. 5 (1986) 2955–2961.
30. Knudson, A.G.: Mutation and Cancer: Statistical Study of Retinoblastoma. Proc. Natl. Acad. Sci. USA 68 (1971) 820–823.
31. Lacombe, M.; Wallet, W.; Troll, H.; Veron, M.: Functional cloning of a nucleoside diphosphate kinase from *Dictyostelium discoideum*. J. Biol. Chem. 265 (1990) 10012–10018.
32. Lee, W.-H.; Bookstein, R.; Hong, F.; Young, L.-J.; Shew, J.-Y.; Lee, E.Y.-H.P.: Human Retinoblastoma Susceptibility Gene: Cloning, Identification and Sequence. Science 235 (1987) 1394–1399.
33. Lee, W.-H.; Shew, J.-Y.; Hong, F.D.; Sery, T.W.; Donoso, L.A.; Young, L.-J.; Bookstein, R.; Lee, E.Y.-H.P.: The retinoblastoma susceptibility gene encodes a nuclear phosphoprotein associated with DNA binding activity. Nature 329 (1987) 642–645.
34. Lützelschwab, R.; Klämbt, C.; Rossa, R.; Schmidt, O.: A protein product of the *Drosophila* recessive tumor gene, *l(2)giant gl*, potentially has cell adhesion properties. EMBO J. 6 (1987) 1791–1797.
35. Mechler, B.M.; McGinnis, W.; Gehring, W.J.: Molecular cloning of *lethal(2)giant larvae* a recessive oncogene of *Drosophila melanogaster*. EMBO J. 4 (1985) 1551–1557.
36. Morgan, T.H.: Some possible bearings of genetics on pathology. Hrsg.: The New Era Printing Co., Lancaster, Pa. 1922 (siehe Seite 28).
37. Murphree, A.L.; Benedict, W.F.: Retinoblastoma: Clues to Human Oncogenesis. Science 223 (1984) 1028–1033.
38. Opper, M.; Schuler, G.; Mechler, B.M.: Hereditary suppression of *lethal(2)giant larvae* malignant tumor development in *Drosophila* by gene transfer. Oncogene 1 (1987) 91–96.
39. Parks, R.; Agarwal, R.: Nucleoside diphosphokinase. In: The Enzymes. Vol. 8. Hrsg.: Boyer, P.D.: Academic Press, New York 1973, S. 307–344.

40. Rosengard, A. M.; Krutzsch, H. C.; Shearn, A.; Biggs, J. R.; Barker, E.; Margulies, I. M. K.; Richter King, C.; Liotta, L. A.; Steeg, P. S.: Reduced *Nm23/Awd* protein in tumor metastasis and aberrant *Drosophila* development. Nature 342 (1989) 177–180.
41. Shrestha, R.; Gateff, E.: Ultrastructure and cytochemistry of the cell types in the larval hematopoietic organs and hemolymph of *Drosophila melanogaster*. Dev. Growth & Differ. 24 (1982) 65–82.
42. Shrestha, R.; Gateff, E.: Ultrastructure and cytochemistry of the cell types in the tumorous hematopoietic organs and the hemolyph of the mutant *lethal(1)malignant blood neoplasm (l(1)mbn)* of *Drosophila melanogaster*. Dev. Growth & Differ. 24 (1982) 83–98.
43. Shrestha, R.; Gateff, E.: Ultrastructure and cytochemistry of the tumorous blood cells in the mutant *lethal(3)malignant blood neoplasm* of *Drosophila melanogaster*. J. Invertebr. Pathol. 48 (1986) 1–12.
44. Stanbridge, E. J.: Suppression of malignancy in human cells. Nature 260 (1976) 17–20.
45. Stark, M. B.: A hereditary tumor of the fruit fly *Drosophila*. J. Cancer Res. 3 (1919) 279–301.
46. Steeg, P. S.; Bevilaqua, G.; Pozzatti, R.; Liotta, A. L.; Sobel, M. E.: Altered expression of Nm23, a gene associated with low tumor metastatic potential, during adenovirus 2 EIA inhibition of experimental metastasis. Cancer Res. 48 (1988) 6550–6554.
47. Steeg, P. S.; Bevilaqua, G.; Kooper, L.; Thorgeirsson, U. P.; Talmadge, J. E.; Liotta, L. A.; Sobel, M. E.: Evidence for a novel gene associated with low tumor metastatic potential. J. Natl. Cancer Inst. 80 (1988a) 200–204.
48. Wallace, M. R.; Marchuk, D. A.; Andersen, L. B.; Letcher, R.; Odeh, H. M.; Saulino, A. M.; Fountain, J. W.; Brereton, A.; Nicholson, J.; Mitchell, A. L.; Brownstein, B. H.; Collins, F. S.: Type 1 Neurofibromatosis Gene: Identification of a Large Transcript Disrupted in Three NF1 Patients. Science 249 (1990) 181–186.
49. Xu, G.; O'Conell, P.; Viskochil, D.; Cowthon, R.; Robertson, M.; Culver, M.; Dunn, D.; Stevens, J.; Gesteland, R.; White, R.; Weiss, R.: The neurofibromatosis type 1 gene encodes a protein related to GAP. Cell 62 (1990) 599–608.

Krebsforschung und Medizin:
Molekularbiologisches Grundlagenverständnis
auf dem Weg zur praktischen Anwendung

Professor Harald zur Hausen

Als Watson und Crick 1953 die Struktur des Erbmaterials, der DexonNA postulierten, waren 82 Jahre seit ihrer Entdeckung im Jahre 1871 im Sperma von Forellen durch Miescher vergangen. Aber erst zehn Jahre zuvor, 1943, hatte Oswald Avey gezeigt, daß DNA genetische Information beinhalten müsse.

Die Kenntnis der Struktur bewirkte einen unglaublich raschen Fortschritt; 1958 wurde das erste Enzym isoliert (die DNA Polymerase I), die DNA in Reagenzröhrchen produzieren ließ, ein Jahr später ein Enzym, das von der DNA-RNA ablesen ließ, 1960 die Entdeckung, daß die sog.-Boten-RNA die Information für die Anordnung der Bausteine unserer Proteine, der Aminosäuren, enthielt. Bereits 1966 war der gesamte genetische Code bekannt, der Schriftsatz, der alles Leben bestimmt.

Kurz darauf (1970) wurden bereits die ersten sog. Restriktionsenzyme isoliert, die Werkzeuge für die Gentechnologie, die ein Schneiden des Erbmaterials an genau festgelegten Stellen ermöglichten. 1973, also genau 20 Jahre nach der Entdeckung der DNA-Struktur gelang erstmalig der Einbau fremden Erbmaterials in Plasmide, wobei deren Übertragung in Bakterien aufwies, daß das eingebrachte fremde Erbmaterial hier aktiv ist. Die Voraussetzungen waren geschaffen, um praktisch jedes beliebige Gen als individuellen Träger unserer Erbeigenschaften von einer auf andere Zellen zu übertragen und es gegebenenfalls auch noch zuvor in gezielter Weise zu verändern.

Ich versage es mir hier, auf die unglaublich spannende Geschichte der weiteren molekularbiologischen Entdeckungen einzugehen, die in immer gedrängterer Folge die Zunahme von Erkenntnissen beflügelte.

Langfristig vermutlich noch tiefgreifender waren und sind die Konsequenzen, die sich aus dem beginnenden mechanistischen Verständnis der Lebensvorgänge und ihrer Steuerung ergaben, die bald auch mögliche Risiken erkennen ließen, die interessanterweise bereits zwei Jahre nach der ersten Genklonierung, 1975 zur sog. Asilomarkonferenz führte, wo vom 24.–27. Februar 140 Wissenschaftler in einem für die Wissenschaft einmaligen Vorgang ein Moratorium beschlossen, um das Risikopotential der neuen Werkzeuge zu ergründen und mögliche Folgen gentechnischer Experimentation zu überdenken.

Die Diskussion über Risikopotential und Sicherheit gentechnologischer Ansätze hat sich bis heute fortgesetzt, in den USA in sehr rationaler Weise zu Sicherheitsrichtlinien geführt. Bis heute lassen sich in keinem belegbaren Fall über diese Verfahren Unfälle nachweisen, die Leben oder Umwelt gefährdeten. Gleichzeitig wurde eine den Fortschritt begleitende Risikoforschung etabliert.

Bei uns in Deutschland setzte diese Diskussion später ein, dafür wurde sie heftiger und in deutlichem Umfang emotionaler geführt und ist erst nach der Einführung des sog. Gentechnikgesetzes im Mai dieses Jahres etwas zur Ruhe gekommen, das den Wissenschaftlern ein umständliches und langwieriges Genehmigungsverfahren aufzwingt, in dem die Zuständigkeit individueller Bundesländer sicher nicht die Kompetenz des Bewirtungsverfahrens erhöht.

In Deutschland haben die Befürchtungen und Ängste, die sich um die Gentechnologie und deren Anwendung ranken, sicherlich zum Teil ihre Wurzel in geschichtlich begründetem Unbehangen einer möglicherweise staatlich gelenkten Entwicklung dieser Forschung, zum Teil reflektieren sie das zunehmende Mißtrauen generell wissenschaftlicher Entwicklungen gegenüber und der Unvorhersehbarkeit ihrer Begleiterscheinungen. Schließlich fühlt sich aber in besonderer Weise die Öffentlichkeit von raschem Fortschritt biomedizinischer Forschung und der daraus resultierenden mechanischen Erklärung der Lebensvorgänge „überrumpelt". Das nachträgliche Aufarbeiten biologischer Einsichten, die unser Grundverständnis vom Leben und seiner Entwicklung fundamental verändert haben, trifft die Öffentlichkeit in wesentlichem Umfang unvorbereitet, erzeugt Ängste über den weiteren Kurs und gleichzeitg den Wunsch, sich vor weiterer Erkenntnis zu „schützen".

Ich will heute auf diesen wichtigen Bereich öffentlich geführter Auseinandersetzungen nicht weiter eingehen und mich auf erkennbare Konsequenzen beschränken, die sich schon heute für die Medizin ergeben oder in näherer Zukunft erwartet werden dürfen. Daher sollen in besonderer Weise weltweit begonnene Ansätze zur Gesamtanalyse des menschlichen Erbguts in ihrer Rolle für die Medizin analysiert werden.

Es ist heute — auch dem medizinischen Laien — leicht klarzumachen, daß die gentechnologische Gewinnung etwa des für Bluterkranke lebensnotwendigen Faktors VIII, von Humaninsulin anstelle des früher verwendeten Schweineinsulins zur Behandlung Zuckerkranker, von Gewebshormonen zur Regeneration des Knochenmarks von Patienten, die wegen Blutkrebs bestrahlt wurden, nicht nur für die betroffenen Patientengruppen eine entscheidende Verbesserung bringen, sondern bereits jetzt lebensrettend eingesetzt werden können. Wir erleben auf diesem Gebiet einen raschen Fortschritt und dürfen erwarten, daß die Zahl der Wundheilungsfaktoren — zum Einsatz etwa bei Verbrennungsprozessen — von Wirkstoffen, die sich gegen virale und bakterielle Infektionen richten, von Wachstumsfaktoren und auch von Stoffen, die das Wachstum bestimmter bösartiger Tumoren hemmen, die gentechnologisch hergestellt werden können, rasch wächst. Diese Entwicklung fördert zur Zeit eine besondere Art von „sanfter" Medizin, nämlich die Behandlung mit körpereigenen Wirkstoffen, wenn auch gelegentlich sehr unsanfte Konsequenzen einer solchen Behandlung auftreten.

Auch Impfstoffe — etwa gegen das gefährliche Hepatitis B Virus, dem immerhin 1% der Infizierten zum Opfer fallen und dessen Langzeitfolge die Entwicklung von Leberkrebs sein kann — werden zunehmend gentechnologisch hergestellt, wobei das Risiko der Verunreinigung solcher Impfstoffe, die früher aus dem Blut von Virusträgern gewonnen wurden, mit anderen Krankheitserregern des Menschen, sich fast auf Null reduzieren läßt.

Solche Verunreinigungen hatten besonders bei der Gewinnung des Faktor VIII aus dem Blut „gesunder" Spender eine Rolle gespielt und zur extrem tragischen Ausbreitung von AIDS-Infektionen bei Bluterkranken geführt.

Dies sollten einleuchtende Einzelbeispiele für medizinisch überaus bedeutsame, ja lebensrettende Einsätze gentechnologischer Entwicklungen in Therapie und Vorbeugung sein. Rechtfertigen sie aber viel weitergehende Projekte, wie etwa die Totalanalyse des menschlichen Genoms, das mit seinen annähernd 3 Milliarden Einzelbausteinen – was einem Faden von gut 2 m Länge entspricht – in jedem Zellkern in einem Durchmesser von etwa einem hunderttausendstel Meter verpackt ist?

Die Gesamtanalyse des menschlichen Erbgutes

Wir können heute von der Erwartung ausgehen, daß eine solche Totalanalyse trotz der hohen Komplexität des Erbmaterials und der Erfordernisse, die hier an die Datenverarbeitung gestellt werden, durchaus möglich ist. Die vier Grundbausteine des Erbguts sind in allen biologischen Systemen identisch und variieren nur in ihrer Reihenfolge.

Von den 3 Milliarden Bausteinen des menschlichen Erbguts sind heute mehr als 20 Millionen bekannt, wobei diese Schätzung keinen Anspruch auf Genauigkeit erheben kann, da der Fortschritt gerade in der Sequenzbestimmung beträchtlich ist. Damit kennen wir derzeit etwas weniger als 1% unserer Erbsubstanz, wobei sich die Kenntnis nicht auf ein durchgängiges Stück, sondern auf viele Einzelteile beschränkt, die nicht miteinander in direktem Strukturzusammenhang stehen.

Es wurde kalkuliert, daß bei gleichbleibender Bestimmungsgeschwindigkeit der Genomsequenzen noch gut 20 Jahre benötigt werden, um die Gesamtsequenz zu kennen. Es steht allerdings zu erwarten – ja, es zeichnet sich heute schon klar ab –, daß methodische Entwicklungen die Geschwindigkeit der Sequenzanalyse wesentlich erhöhen werden, so daß wir in 25 Jahren vermutlich nicht nur die Sequenz des menschlichen Erbguts in ihren Grundzügen kennen werden, sondern darüber hinaus beträchtliche Informationen über die Struktur des Erbguts anderer Spezies gewonnen haben.

Was ist hiermit erreicht? Ist dies nur ein ehrgeiziges Spiel von Wissenschaftlern oder können wir hieraus intellektuellen – vor allem aber auch praktischen Nutzen ziehen?

Strukturen bestimmen Funktionen, und das Verständnis von Funktionen ermöglicht uns Einsichten in fehlerhafte Abläufe, ja dies vermittelt uns die Möglichkeiten, sie zu diagnostizieren, ihren schädlichen Einflüssen entgegenzuwirken (zu therapieren) und in bestimmten Fällen ihnen auch vorzubeugen.

Vermutlich wird eine wichtige Erkenntnis der Sequenzieransätze die Struktur unserer Erbträger, der Chromosomen, betreffen. Wir wissen heute, daß in den 46 Chromosomen jeder Zelle unser Erbmaterial verpackt ist, wobei es in einer sehr systematischen Form über viele Millionen kleiner Proteinkörperchen (Nucleosomen) aufgerollt ist, die ihrerseits durch kürzere oder längere Zwischenstrecken des Erbfadens verbunden sind. Darüber hinaus spielen eine Anzahl weiterer Proteine eine entscheidende Rolle zum Aufbau der Struktur des Gesamtchromosoms, wobei sie bestimmte Sequenzfolgen der Bausteine des Erbgutes erkennen und sich hieran binden oder bereits daran gebundene Proteine erkennen. Die Sequenzierung wird uns ein Bild dieser Erkennungsstrukturen vermitteln, deren räumliche Anordnung die Struktur unseres Erbgutes bestimmt und die auch für die Zellvermehrung (Zellteilung) sicherlich eine entscheidende Rolle spielen.

Schon heute lassen sich Bereiche des DNA-Fadens identifizieren, die als Proteinkörperchen-freie Schlaufen aus dem verpackten Chromosomenmaterial herausragen und in aller Regel aktive Strukturen darstellen, die Gene, die alle Lebensvorgänge regeln. Deren Aktivität unterliegt sehr unterschiedlichen Regelmechanismen, die in der Struktur der vor ihnen liegenden DNA-Bausteine festgeschrieben sind. Sie werden zwar kontinuierlich jeweils über 3 Bausteine abgelesen und ergeben damit ein spezifisches Alphabet, das auch bestimmte Start- und Stoppzeichen kennt, das abgelesene Transkript kann dann aber neu zusammengestückelt werden, so daß aus einem Genbereich oft mehrere Produkte entstehen, die oft wichtige, einander ergänzende oder hemmende Funktionen in der Zelle erfüllen.

Die Kenntnis der Sequenzen wird uns ein Bild über die Zahl offener Leseraster zwischen Start- und Stoppsignalen vermitteln, sie wird uns in zunehmendem Umfang regulierende Signale aufklären, die die Zellteilung und den Stoffwechsel, unsere Entwicklung und Organerhaltung, ja vermutlich auch unsere Lebenserwartung steuern. Wir werden hiervon die Struktur der körpereigenen Eiweißstoffe (Proteine) ableiten können und Fehler in ihrer Zusammensetzung rasch erkennen.

Ich verweise gern darauf, daß ein bekannter Nobelpreisträger vor einigen Jahren darüber spekuliert hat, daß eigentlich nur 5 – 10% des menschlichen Erbguts als Gene aktiv seien, der Rest eigentlich unnötig sei und als „Garbage" über die Evolution mit uns herumgetragen werde. Seine Ausführungen haben zur vielfach veröffentlichten Stellungnahme geführt, daß Sequenzierungsansätze nur für aktive Gene sinnvoll seien und die Totalanalyse des Genoms mindestens zu 90% unnötig und damit eine sinnlose Geldausgabe sei.

Nun, auch ein Nobelpreis schützt nicht vor fundamentaler Fehleinschätzung. Ich hoffe, Ihnen schon durch meine Vorausführungen aufgezeigt zu haben, daß wesentliche Teile der DNA der Struktur des Chromosoms dienen, diese Strukturelemente aber auch entscheidende Funktionen für die Aktivität der Gene ausüben. Zwischenstrecken, die Gene miteinander verbinden, ja selbst in Gene eingestreute Bereiche, die aus den abgelesenen Produkten wieder herausgeschnitten werden, erfüllen oft entscheidende regulatorische Funktionen. Heute überrascht eher die Naivität der Annahme, daß der weitaus größte Teil unseres Erbguts funktionslos sein sollte.

Erst die Gesamtanalyse der Sequenz wird uns allerdings ein klares Bild vermitteln, wieviel Funktionen möglich sind, wie sie gesteuert werden, welche Bereiche essentiell und welche gegebenenfalls verzichtbar sind. Dies wird natürlich nicht nur auf der Basis einer reinen Strukturbestimmung möglich sein, sondern zusätzlich experimentelle Ansätze erfordern.

Bis zu diesem Punkte haben wir eigentlich nur die Ergebnisse aus Sequenzieransätzen diskutiert, die das Verständnis der Grundlagen der genetischen Steuerung und des Aufbaus der Erbsubstanz betreffen, die uns sozusagen den optimalen „Ist-Zustand" unserer Lebensvorgänge vermitteln, die Wechselbeziehung zwischen Struktur und Funktion als Grundlage unseres Eigenverständnisses. Ich halte dies für einen wesentlichen Bereich, der aus meiner Sicht für sich allein genommen bereits alle Ansätze zur Gesamtanalyse des menschlichen Genoms rechtfertigen würde. Wir verhält es sich aber mit den daraus ableitbaren Konsequenzen für den biomedizinischen Bereich?

Am intensivsten diskutiert – und auch von den beteiligten Wissenschaftlern besonders in den Vordergrund gerückt – wird die frühe Erkennung genetisch bedingter Erkrankungen auf der Basis von Veränderungen der Bausteine unseres Erbguts. Hier ist sicherlich eine Fülle neuer Informationen zu erwarten: schon heute lassen sich Veränderungen definieren, die etwa bei der cystischen Fibrose, der Phenylketonurie, der Thalassämie oder bei bestimmten tödlich verlaufenden Muskelerkrankungen auftreten. Die Palette der hier erfaßbaren Krankheiten oder auch der dafür vorhandenen meßbaren Risiken (Dispositionen) wird steigen, wohl kaum jedoch ein so unermeßliches Ausmaß annehmen, wie vielfältig befürchtet. Die gerade bei uns so heftig diskutierte „prädiktive" Medizin kann natürlich zum Mittel erneuter eugenischer Ansätze mißbraucht werden, wie dies bei uns ja früher schon auf einer ungleich primitiveren Basis gezeigt wurde.

Die Möglichkeit, über die Kenntnis des Gefährdungspotentials dem Ausbruch bestimmter Erbkrankheiten vorzubeugen, sie bei Kenntnis der ausgefallenen Funktionen auch gezielt zu behandeln und schon vor der Konzeption eine ausgewogene genetische Beratung durchzuführen, müßte eine einleuchtende Begründung für die dringende Befürwortung gentechnologischer Analysen darstellen.

Der zweite große Bereich, der erkennbaren Nutzen aus der Analyse des menschlichen Genoms ziehen wird, ist die Krebsforschung. Krebserkrankungen sind nach Herz- und Kreislauferkrankungen die zweithäufigste Todesursache der Westlichen Welt. Bei uns erkrankt jeder 4. an Krebs, jeder 5. stirbt daran.

Die Fortschritte der Molekularbiologie haben es in den vergangenen Jahren ermöglicht, als eine wichtige Komponente von Krebserkrankungen Schäden am Erbgut von Körperzellen zu identifizieren, die für die Krebsentstehung offensichtlich eine entscheidende Voraussetzung sind. Für einige wenige Krebserkrankungen kennen wir dank gentechnologischer Verfahren exakt die Gene, deren Schädigung zu diesen Krebsformen führen kann. Wir können und müssen erwarten, daß die Sequenzierung des menschlichen Genoms uns Aufschluß gerade über die Gene vermittelt, die bei besonders häufigen Krebsformen des Menschen – etwa beim Brust-, Lungen- und Dickdarmkrebs – verändert sind. Da in der Regel sowohl die im Erbgut verankerte väterliche wie auch die mütterliche Kopie dieser Gene geschädigt und verändert sein müssen, bevor Krebs entsteht, eröffnet sich hier ein völlig neuer Bereich der Krebsvorsorge und Frühdiagnostik. Molekularbiologische Analysen erlauben es bei der Kenntnis der betroffenen Genbereiche, bereits Schädigungen in nur einem der beiden Gene zu erkennen und damit lange vor Ausbruch der Krebskrankheit Risikopatienten zu erfassen und bei ihnen durch wiederholte sorgfältige Kontrollen die Erkrankung in ihrer Frühphase zu entfernen. Sogar für einzelne Gewebsveränderungen wird auf dieser Basis die Möglichkeit geschaffen, ihr Risiko für eine bösartige Umwandlung genauer vorauszusagen und damit sie einer frühzeitigen Entfernung zuzuführen – oder aber unnötige chirurgische Eingriffe ganz zu vermeiden.

Zweifellos die faszinierendsten Perspektiven ergeben sich hier für die Krebstherapien und Krebsvorbeugung: bei vorliegenden Genschäden lassen sich Konzepte entwickeln, die diese Defekte durch das Einführen entsprechender gesunder Genbereiche oder durch deren Produkte auszugleichen versuchen. Daß dies grundsätzlich möglich ist, belegen heute schon Versuche in der Zellkultur und Pionierarbeiten an Fruchtfliegen, die an einer vererbbaren Krebsform erkranken − wie sie am Genetischen Institut der Universität Mainz durchgeführt wurden. Der Einsatz gentherapeutischer Ansätze bei Krebserkrankungen des Menschen ist heute noch nicht möglich, hier bedarf eine Fülle von Fragen noch intensiver Beforschung, − er ist jedoch keine Utopie mehr.

Bei bisher 15% der weltweit auftretenden Krebserkrankungen haben sich bestimmte Virusinfektionen − fast immer auf der Basis gentechnologischer Ansätze − als wesentliche Krebsverursacher identifizieren lassen. Dies gilt in besonderer Weise für die häufigen Krebsformen des Gebärmutterhalskrebses und der Leber. Ihre Diagnostik, therapeutische Konzepte, mehr aber noch die Entwicklung geeigneter Impfstoffe zur Vorbeugung der Infektionen oder ihrer Langzeitfolgen werden heute entscheidend von der Gentechnologie geprägt.

Reifungsstörungen, die es bestimmten Krebszellen nicht mehr ermöglichen, in die Differenzierung überzugehen und damit den Wachstumskreislauf zu verlassen, werden sich zunehmend identifizieren lassen und sollten die Zufuhr von Substanzen ermöglichen, die diesen Kreislauf unterbrechen.

An dieser Stelle läßt sich zusammenfassen, daß der heutige Stand unserer Kenntnisse über Krebsentstehung − aber auch schon Diagnostik − ohne gentechnologische Ansätze undenkbar ist, er wird über die Totalanalyse des menschlichen Genoms entscheidend verbessert und hier neue Ansätze in der Therapie und Vorbeugung ermöglichen.

Schon eingangs hatte ich die Identifizierung biologischer Wirkstoffe über die Genomanalyse erwähnt, die bereits heute zunehmend Eingang in die Behandlung verschiedener Erkrankungen finden. Voraussagbar wird sich die Kenntnis solcher Wirksubstanzen vergrößern und ihre − schon heute oft lebensrettende − Wirkung erhebliche Erweiterung erfahren. Es darf erwartet werden, daß hiervon auch die Therapie bestimmter Krebsformen profitieren wird, wie dies auch jetzt schon für bestimmte Wirkstoffe − die Interferone − bei der allerdings sehr seltenen Haarzell-Leukämie und in begrenztem Umfang auch für den Nierenzellkrebs gilt.

Unabhängig von Erbkrankheiten und Krebs wird uns die Genomanalyse auch Werkzeug und Substrat für Ursachenerkennung, Diagnostik und vermutlich auch Therapie einer Reihe von Erkrankungen vermitteln, die durch das chronische Einwirken von Umweltschadstoffen oder über Umschaltvorgänge bei Infektionen zustande kommen.

Auf diesem Sektor sind derzeit klare Voraussagen am schwierigsten, da vermutlich viele dieser Prozesse eher Genregulationsstörungen als direkte Genveränderungen hervorrufen. Für deren Verständnis wird die Funktionsanalyse definierter Gene nach Vorliegen ihrer Sequenzdaten wichtige experimentelle Voraussetzung sein. Hier dürften zeitliche Voraussagen mit hohen Fehlerraten belastet sein.

Natürlich wird uns die Sequenzanalyse noch eine Fülle von weiteren Informationen vermitteln, die wir bisher wohl kaum übersehen können. Zweifellos werden wir mehr über die Heterogenität der Individuen lernen: wir wissen heute schon, daß bestimmte DNA-Bereiche bei fast allen Menschen ein unterschiedliches Muster aufweisen. In der Regel handelt es sich hier um Regionen, die nicht − soweit wir wissen − aktiv abgelesen werden. Es wird essentiell sein, inwieweit bestimmte individuelle Merkmale sich in unserem Erbmaterial widerspiegeln und welche Gene einer besonderen Individualität unterliegen.

Schließlich soll noch erwähnt werden, daß gerade die Entwicklungsbiologie von der Sequenzanalyse großen Nutzen ziehen wird, was vermutlich das Verständnis von Entwicklungsstörungen und deren mögliche Vermeidung wesentlich beeinflussen sollte.

Vergleichende Aspekte − etwa unter verwandten Spezies mit unterschiedlicher Entwicklung spezifischer Organsysteme sollten uns neue Einsichten vermitteln. So zeigen bisher sequenzierte Gene des Menschen mit denen von Schimpansen einen geradezu erstaunlichen Verwandtschaftsgrad. Die Hirnentwicklung beider Spezies weist aber erhebliche Unterschiede auf. Ist dies eine Folge der Aktivität deutlich veränderter spezifischer Gene oder beispielsweise nur die Konsequenz einer längeren Einwirkungszeit bestimmter Wachstumsfaktoren des Zentralnervensystems während der Embryonalentwicklung, − im letzteren Falle also eine Frage unterschiedlicher Regulationsvorgänge?

Zum gegenwärtigen Zeitpunkt lassen sich diese Spekulationen fast beliebig fortsetzen. Sie sollten eigentlich nur aufzeigen, in welch' breitem Rahmen wir neue Informationen über die Sequenzanalyse des menschlichen Genoms zu erwarten haben und wie die Ergebnisse in fast alle Bereiche der Bio-Medizin hinein erkennbare Auswirkungen haben.

Gentechnologische Ansätze in der biomedizinischen Forschung

Wir haben in der vorausgegangenen Diskussion der Genomanalyse einen breiten Raum gewidmet, da sie in besonderer Weise zur Zeit öffentliche Aufmerksamkeit findet. Gentechnologie in der Bio-Medizin beinhaltet jedoch mehr als die Genomanalyse und sich davon ableitende Konsequenzen. Insbesondere die Analyse von Infektionskrankheiten erlebt heute aufgrund der Gentechnologie einen unerhörten Aufschwung. Fast alles, was wir derzeit über den AIDS-Erreger wissen, verdanken wir gentechnologischen Ansätzen. Seine rasche Isolierung, die vollständige Charakterisierung seines Erbguts, seine große Variabilität, die Aufklärung von Infektionswegen und auch die Erkenntnis, daß dieses Virus mit bestimmten Medikamenten gehemmt werden kann, ist gentechnologischen Verfahren zuzuschreiben. Konzepte, die heute zur Vorbeugung solcher Infektionen entwickelt werden, beinhalten fast grundsätzlich die Herstellung von einzelnen Eiweißstrukturen dieses Erregers in Bakterien oder Hefen nach Einbringen von Einzelgenen in solche Mikroorganismen.

Das gleiche gilt in einem fast noch ausgeprägteren Rahmen für andere Krankheitserreger: Allein 66 verschiedene Typen von Papillomviren, von denen einige beispielsweise den weltweit besonders häufigen Gebärmutterhalskrebs verursachen, sind innerhalb der vergangenen 10 Jahre nur über gentechnologische Verfahren isoliert und charakterisiert worden. Bis heute wurde von etwa 30 dieser Erreger die Gesamtsequenz ihres Erbmaterials bestimmt, was wichtige Aufschlüsse über ihre Verwandtschaft untereinander, ihre Genregulation und über gemeinsame Strukturbereiche vermittelte, die für spätere Impfstoffherstellungen von größter Bedeutung sein sollten. Die Diagnostik weiterer viraler, aber auch bakterieller Infektionen greift in zunehmendem Umfang auf gentechnologische Verfahren über, wo es heute gelingt — mit einer früher nie erhofften Empfindlichkeit und Genauigkeit — noch einen einzelnen Erreger — in bestimmten Fällen auch nur ein Gen seiner Erbsubstanz in 10000 bis 100000 Zellen, die ihrerseits wiederum insgesamt bis zu 1 – 10 Milliarden Gene enthalten sollten, zu entdecken.

Wir profitieren alle in zunehmendem Umfang von solchen Möglichkeiten, die die Basis für eine gezielte Behandlung bilden.

Ein Bereich, von dem sich die Medizin wesentliche Fortschritte erhoffen darf, ist die homologe Rekombination und die sich davon ableitenden Möglichkeiten gezielter therapeutischer Ansätze für Körperzellen. Unter homologer Rekombination verstehen wir die Eigenschaft bestimmter Bausteinfolgen des Erbguts, gleiche Folgen im Erbgut der Zelle zu erkennen und sich an dieser Stelle einzubauen. Der Mechanismus dieses Vorgangs wird bisher nur unvollständig verstanden. Es gelingt heute erst in Gewebekulturzellen etwa in einer von 150 Zellen eine solche Rekombination unter optimalen Bedingungen zu erreichen. Wir dürfen erwarten, daß hier in der Zukunft erhebliche Fortschritte gemacht werden und möglicherweise langfristig solche Verfahren gezielt für therapeutische Zwecke eingesetzt werden können. Dies dürfte sich in besonderer Weise für die Krebsbehandlung als wichtig erweisen, wo wir heute schon bei 15% der weltweit auftretenden Tumore virale Gene für die Verursachung verantwortlich machen können. Ihre gezielte Ausschaltung über solche Rekombinationsvorgänge wäre ein entscheidender Fortschritt in der Behandlung. Wir müssen uns bei dieser Gelegenheit vor Augen führen, in welchem Umfang etwa über eine Strahlenbehandlung oder die Chemotherapie heute in einer ungezielten Form Schäden im Erbgut unserer Zellen gesetzt werden, um zu verstehen, welcher Fortschritt durch eine gezielte Beeinflussung eines Krebsgens erreicht würde.

Natürlich liegen auf diesem Sektor auch die Hoffnungen einer gezielten Beeinflussung von Erbkrankheiten. Der Ausfall bestimmter Gene ist die Grundlage tödlicher Muskelerkrankungen. Wenn wir ein gesundes funktionsfähiges Gen in die betroffenen Zellen einschleusen können, und darüber hinaus auch die Stelle vorherbestimmen könnten, wo es ohne Schädigung anderer wichtiger Bereiche unseres Erbguts eingebaut würde, wäre dies ein entscheidender Fortschritt. Hier kann natürlich nicht verschwiegen werden, daß wir von der praktischen Anwendung solcher gentherapeutischer Überlegungen noch weit entfernt sind. Eine Fülle von Grundfragen steht hier noch zur experimentellen Bearbeitung an: wie etwa geeignete Trägersysteme, die solche Gene mit dem notwendigen Wirkungsgrad in die Wirtszelle einschleusen. Sie stehen derzeit nicht zur Verfügung und stellen neben den noch ungelösten Problemen der homologen Rekombination eine weitere Schwierigkeit dar. Wir müssen darüber hinaus nach dem Einschleusen solcher Gene noch erreichen, daß sie in einer aktiven Form in den Zellen verbleiben, um hier ihre teilende oder vorbeugende Wirksamkeit zu entfalten. Hier ist im wesentlichen Umfang weitere Forschungsarbeit zu leisten, das Ziel scheint jedoch erreichbar zu sein.

In der Tat sind bereits erste sorgfältig kontrollierte Ansätze in den USA auch bei Menschen durchgeführt, die die grundsätzliche Anwendbarkeit dieser Verfahren belegen. Hierzu gibt es aber auch erkennbare Alternativen: schon früher hatte ich erwähnt, daß die Kenntnis der betreffenden Genstrukturen uns in die Lage versetzt, deren Produkte oder mindestens die aktiven Komponenten hiervon zu bestimmen und sie möglicherweise anstelle der Gene in die entsprechenden Zellen zu bringen. Hier entstehen neben der Aufnahme zusätzliche Probleme — während ein aktives Gen beständig das notwendige Produkt in der Zelle synthetisieren läßt, würde die Zufuhr von Genprodukten „von außen" eine Art von Dauermedikation erfordern und damit die Gefahr von Nebenwirkungen heraufbeschwören.

In den vorausgegangenen Betrachtungen blieben wichtige Aspekte gentechnologischer Arbeiten unberührt, etwa die Erkenntnisse, die über Lebensfunktionen durch Genübertragungen in die Keimbahn von Tieren genommen werden oder die Bedeutung gentechnologischer Ansätze für die industrielle Produktion. Darüber hinaus ist der biomedizinische Bereich nur *ein* Anwendungssektor — wenn auch ein besonders wichtiger — gentechnologischer Verfahren: Ich darf hier nur an die Züchtungsforschung von Haustieren und an den Pflanzenschutz, die biologische Abfallaufbereitung und an die sog. Biosensoren erinnern. An der Vielfalt möglicher und zum Teil bereits heute praktizierter Ansätze läßt sich beleuchten, wie tiefgreifend diese Verfahren, verbunden mit dem zunehmenden Verständnis und Begreifen von Lebensvorgängen — unsere Zukunft beeinflussen werden.

Nur 17 Jahre vergingen seit der erfolgreichen Erstklonierung eines Gens bis zu den ersten Gentherapieversuchen am Menschen, die gerade in diesen Wochen begonnen wurden. Dramatik ist hier vielleicht weniger spürbar als beispielsweise bei der ersten Herztransplantation im Jahre 1966 durch Christian Barnard in Südafrika. Dennoch ist es kaum eine gewagte Voraussage, daß Molekulare Genetik und die von ihr sich ableitenden medizinischen Anwendungen die Medizin weit tiefgreifender beeinflussen werden, als die heute überaus erfolgreichen Transplantationsverfahren.

Ein ausführliches Literaturverzeichnis kann beim Vortragenden, Herrn Prof. zur Hausen angefordert werden.